寒性体质呵护指南

【日】渡边贺子 著
柴晶美 译

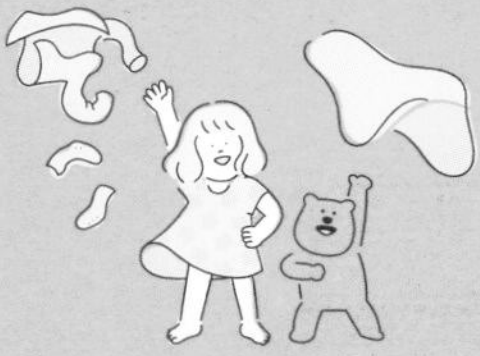

中国纺织出版社有限公司

序言

你是否因为“女人容易受凉”“冷寒症是个人体质，所以不能治愈”等原因，决定放弃治疗?

冷寒症 = 血液流通不畅和基础代谢低下。长期放任不管，对美容美颜甚至身心健康都有不利的影响。

空调的寒气、冷饮、寒性食物、腹部或肩部受寒、穿着露背装等，生活在当今社会的成年女性，身边充满了让身体寒冷的事物。工作、

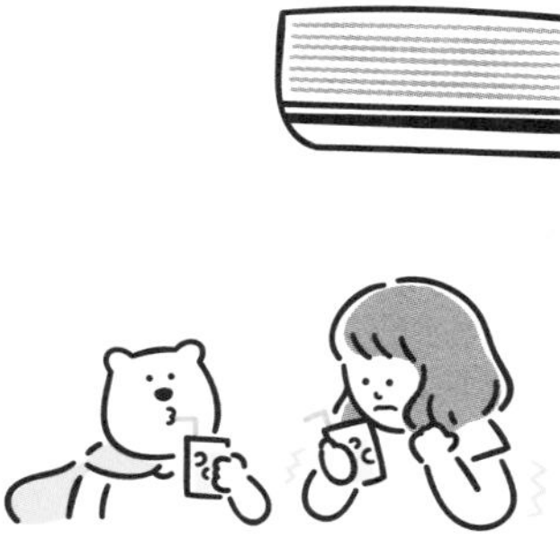

做家务或者育儿带来的压力也会牵连到冷寒症的发生。

这本书针对生活在这些寒冷环境中的女性，介绍了很多简单快捷的驱寒方法，还能使人身心放松，感到愉快。

调理寒性体质，让你变得更加精力充沛！更加美丽！

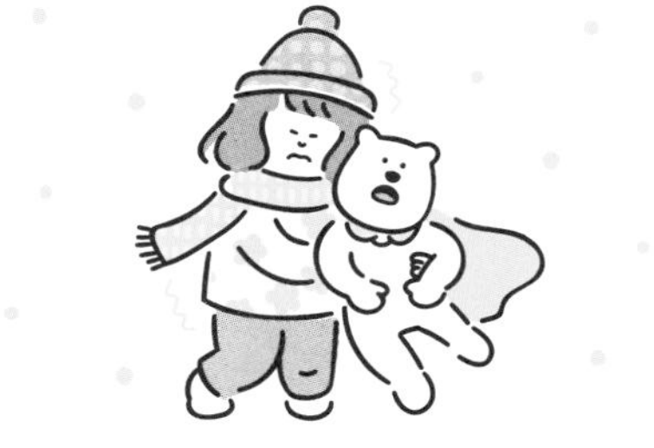

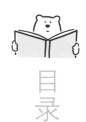

目录

本书使用方法……9

序章 “寒冷”是什么，为什么对身体不好……10

一半的女性都感受到寒冷……12
身体寒冷是因为不能产生和输送热量……14
女性比男性更容易感受寒冷……16
受寒后很糟糕……18
与不孕不育和癌症相关……20
祛除寒冷，解决大部分身体不适……23

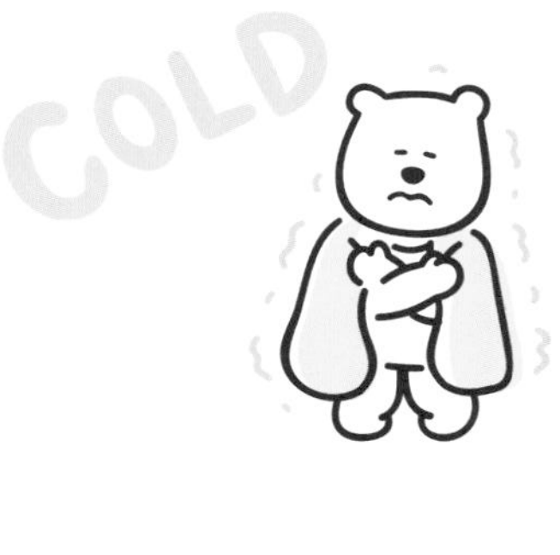

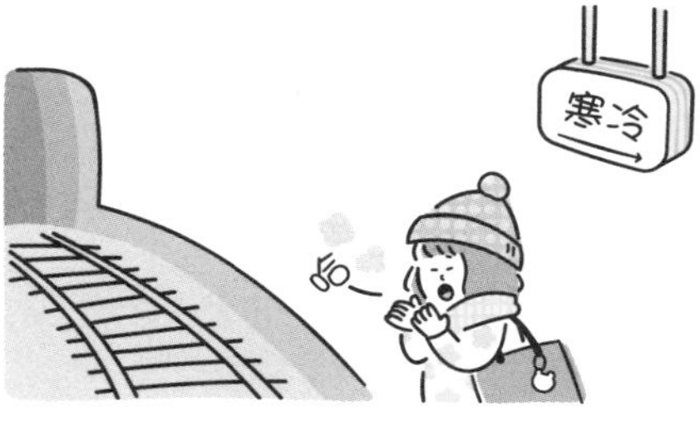

第1章 不同寒冷场景下的速热术……24

导致寒冷的原因，春夏秋冬各有不同……26
着装的选择① 一年四季不可缺少的内搭选择……28
着装的选择② 尝试选择五指袜……30
着装的选择③ 用暖腹带保护身体不受寒……32
着装的选择④ 掌握配合气温穿搭的基本方法……34
成年女性的寒冷场景① 早上因为寒冷不能起床……36
成年女性的寒冷场景② 出门前发现浑身贴满了暖贴……38
成年女性的寒冷场景③ 等电车时手指僵硬……40
成年女性的寒冷场景④ 公司的办公桌仿佛就在北极圈……42
成年女性的寒冷场景⑤ 居酒屋的店内就像冷库一样寒冷……44
成年女性的寒冷场景⑥ 想方设法对付“洗碗”这个苦行……46
成年女性的寒冷场景⑦ 自己的房间太冷，想要得到温暖……48
成年女性的寒冷场景⑧ 泡澡后身体感觉冷……50
成年女性的寒冷场景⑨ 半夜睡不着觉，冷得睡不着…………52
成年女性的寒冷场景⑩ 乘坐极寒＆极干燥的航班着陆时感觉寒冷……54
成年女性的寒冷场景⑪ 在住宿的地方，感觉比平时更冷，严重睡眠不足……56
成年女性的寒冷场景⑫ 月经期间感觉寒冷引起小腹痛，恶心……58

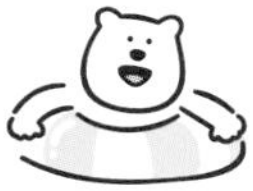

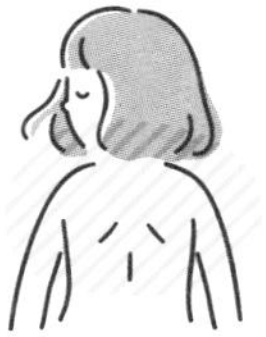

成年女性祛寒月经周期护理① 38℃温水浴给子宫温灸按摩……60
成年女性祛寒月经周期护理② 吃热汤豆腐把热送进身体里……61
成年女性祛寒月经周期护理③ 微动作矫正骨盆，使月经周期正常……62
成年女性祛寒月经周期护理④ 按压三阴交穴，改善女性特有症状……63

第2章 根据身体不同部位，逐渐升温的方法推荐……64

身体寒冷后，热量向身体中心聚集……66
暖身部位① 腹部受寒，全身都冷……68
暖身部位② 腰部受寒，会引起功能紊乱……70
暖身部位③ 臀部保暖，内脏血流更加通畅……72
暖身部位④ 减少颈部寒气，气色变好＆清爽小脸……74
暖身部位⑤ 肩部保暖，血流通畅＆更加放松……76
暖身部位⑥ 锻炼大腿肌肉，增加热量……78
暖身部位⑦ 减少小腿肌肉的寒气，清爽美腿……80
暖身部位⑧ 脚踝保暖，缓解寒气和月经痛，增加热量……82
暖身部位⑨ 脚部保暖，提高睡眠质量……84

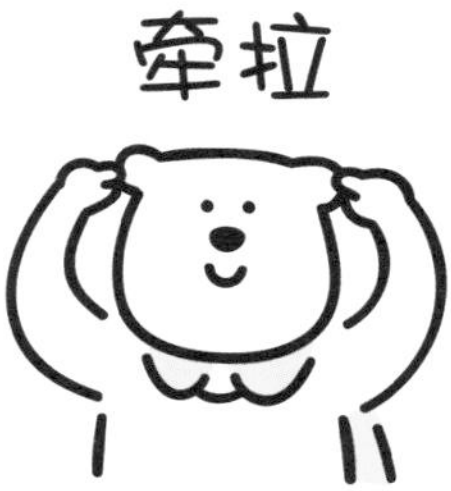

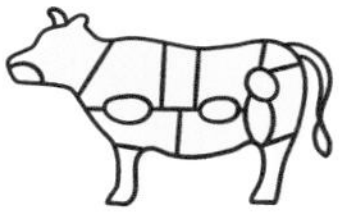

暖身部位⑩　按摩手指保暖，还可以抗干燥……86

想要拥有抗寒能力强的身体，深度睡眠是不可或缺的……88

第3章　再提高1℃体温的新习惯……90

以36.5℃体温为目标……92

起床前测量体温……94

上升1℃!!　周末轻断食让身体清零……96

上升1℃!!　吃完整的时令食材……98

上升1℃!!　尽可能吃早饭……100

上升1℃!!　一年四季享受吃火锅的乐趣……102

上升1℃!!　喝常温饮品……104

上升1℃!!　放松缓解大腿肌肉、小腿肌肉……106

上升1℃!!　开始做轻微的肌肉锻炼……108

上升1℃!!　在家也能做的有氧运动……110

上升1℃!!　在浴室中慢慢泡一个热水澡……112

上升1℃!!　没有时间泡热水澡……114

上升1℃!!　洗完澡做按摩……116

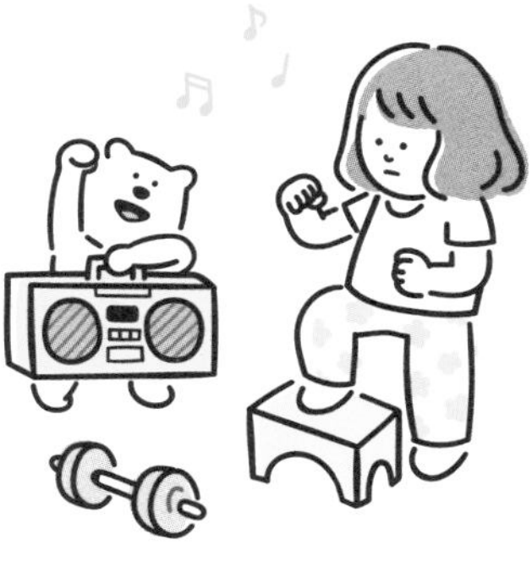

上升1℃ !!　深呼吸是最简单的祛寒方法……118
上升1℃ !!　日常生活中稍微放纵自己……120
冷寒症的病因因人而异……122
血液黏稠，不能向全身输送热量而寒冷（黏稠凉凉子）……124
身体内积攒过多的湿气水分而寒冷（水肿凉凉子）……126
产生热能的功能较弱而寒冷（节能凉凉子）……128
压力导致血管收缩，不能输送热量而寒冷（焦躁凉凉子）……130
上升1℃ !!　新习惯·按压穴位……132
上升1℃ !!　有对症的中药……134
上升1℃ !!　不要过度依赖药品和保健品……136
上升1℃ !!　过度寒冷或紧急情况下要及时去医院就诊……138
上升1℃ !!　掌握8个要点……140

后记……142

装订设计 / 塙美奈（ME&MIRECO）
文本设计 / 小田有希
文本插画 /UTENOTENO（うてのての）
编辑协助 / 植田晴美
校正 / 株式会社ぷれす
责任编辑 / 桥本理帆（主妇之友资讯）

本书内容因体质和生活方式的不同，作用效果也会因人而异。
在尝试不同方法时若出现身体不适，请立即停止并去医院就诊。

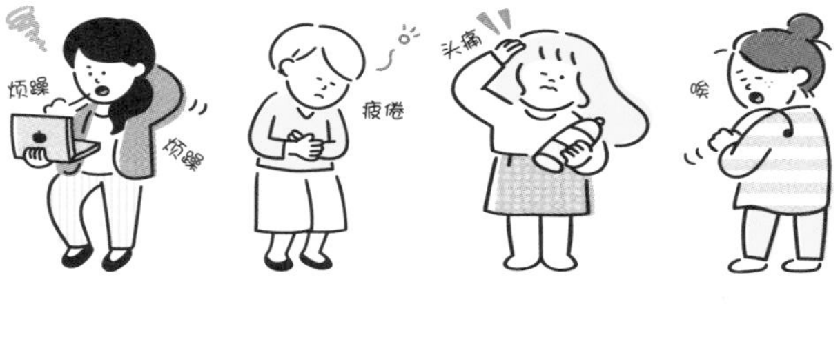

本书使用方法

本书收集了一些能够让成年女性感到愉悦的、可以与寒冷相斗争的小知识，例如当你突然感到寒冷时立即就可以采用的小技巧和让身体从内而外产生热量的方法等。保暖才是变成健康美人的捷径。从感兴趣的话题开始，轻松愉快地开始吧！

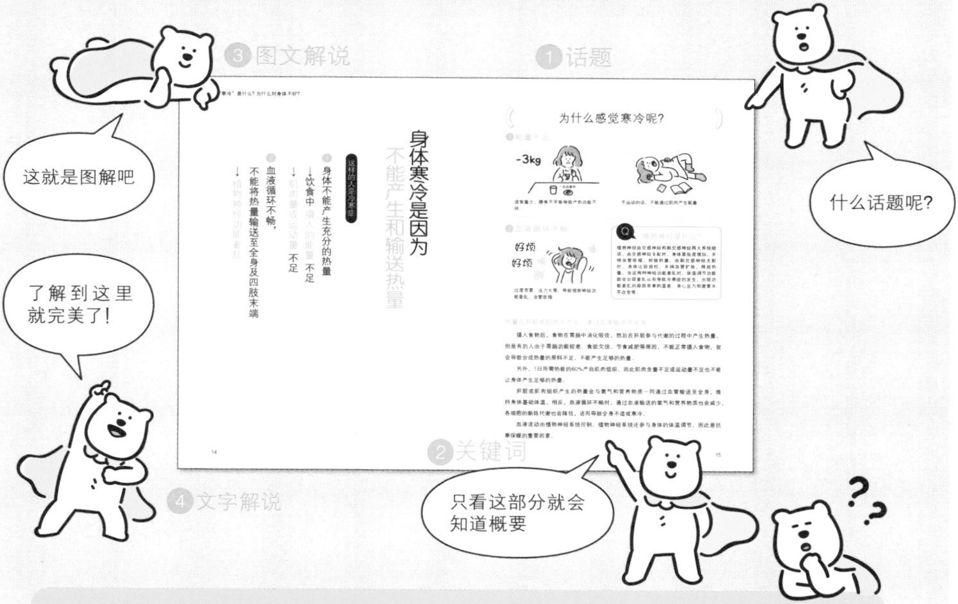

“寒性”和“冷寒症”有什么区别呢?

1997年，北里研究所·东洋医学综合研究所成立日本首家“冷寒症门诊”时普遍表达为“寒性”。寒性＝寒冷性质，也就是说，大家都认为病因是寒冷体质，所以没有办法治疗。但是，中医理论则认为“寒冷是疾病的表现”。

人们常说“感冒是万病之源”，大部分感冒都是感受寒冷引起的。引起感冒的根本是因为感受了寒邪。在中医中，在没有患病之前，身体感觉不适的状态称为未病，其中寒邪是导致未病的重要原因。因此取“寒为病因”之意，采用了“冷寒症”一词。

现在我们已经普遍称为“冷寒症”，同时也感受到，当今社会受冷寒症困扰的人越来越多。

序章

“寒冷”是什么，为什么对身体不好

到底为什么身体会寒冷?

寒冷以后对身体造成什么样的危害?

在讲解有效抗寒保暖的方法之前,

首先要了解有关寒冷的基础知识。

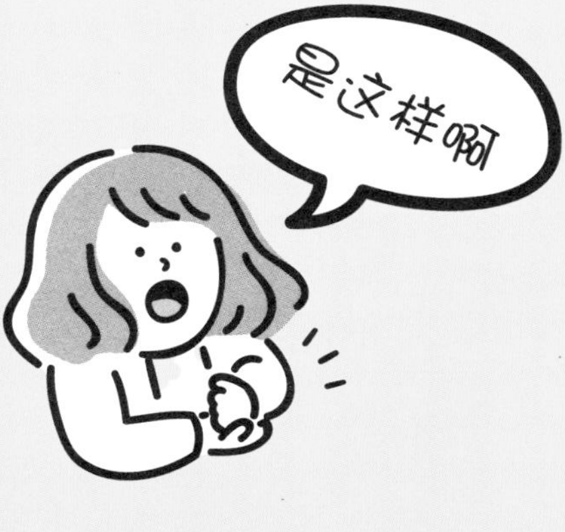

一半的女性都感受到寒冷

● 2人中有1人是冷寒症

● 3人中有1人一年四季都感觉寒冷

● 也有人只在明明很热的夏天感觉冷不堪言！

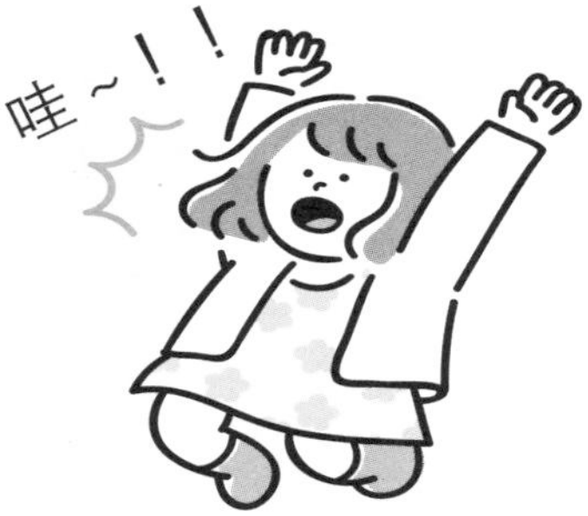

你认为自己的身体寒冷吗?

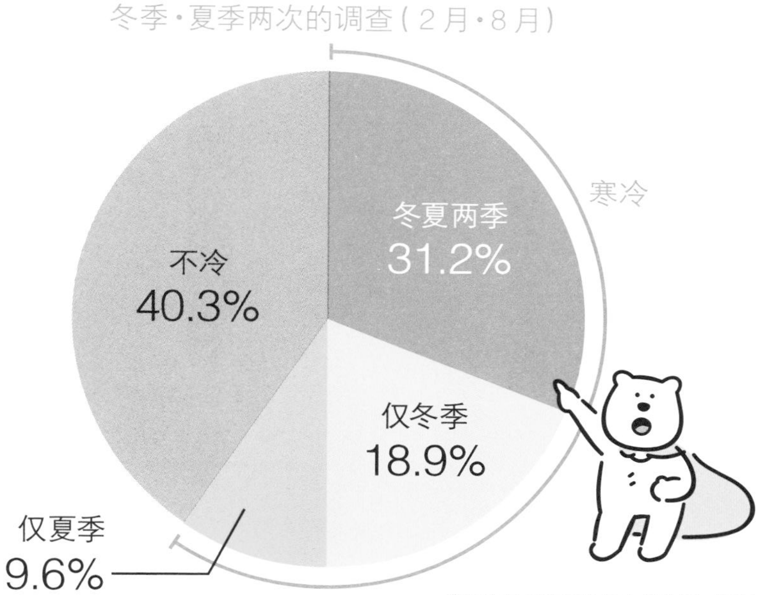

调查对象：女性1003名

出处：《关于冷寒症和烦恼的意识实态》调查(花王调查)

这仅仅是自觉寒冷的人的比例，还有一部分人根本没有意识到自己身体寒冷……

有30%的人感觉冬季夏季都冷！一年四季都需要防寒保暖

“在正常人不会感到寒冷的温度下，还会感觉手脚、下半身、腰部等身体的某个部位、甚至全身寒冷不适的人”被认为是有冷寒症的人。以各式各样调查问卷的方式调查冷寒症的患病率，大概的结果均显示女性在2人中有1人患有冷寒症。另外，男性在10人中有1人患有冷寒症。

大家通常认为“寒冷是冬天的烦恼”，但是根据调查，有30%的人认为不仅在冬季，夏季也会感觉寒冷，还有10%的人认为只有夏季感到寒冷。

确实，穿着轻薄的夏季，在空调全开的办公室中或者乘坐电车时，很快身体就会变冷。你有没有过这样的经历，虽然室外非常炎热，但是当你走进超市冷冻食品专区时瞬间会感觉寒冷呢？不仅在寒冷的冬天，一年四季都要做好防寒保暖。

身体寒冷是因为

不能产生和输送热量

这样的人是冷寒症

1 身体不能产生充分的热量

↓饮食中 摄入的能量 不足

↓ 肌肉量或运动量 不足

2 血液循环不畅，

不能将热量输送至全身及四肢末端

↓ 植物神经功能紊乱

为什么感觉寒冷呢?

①能量不足

进食量少，膳食不平衡导致产热功能不佳

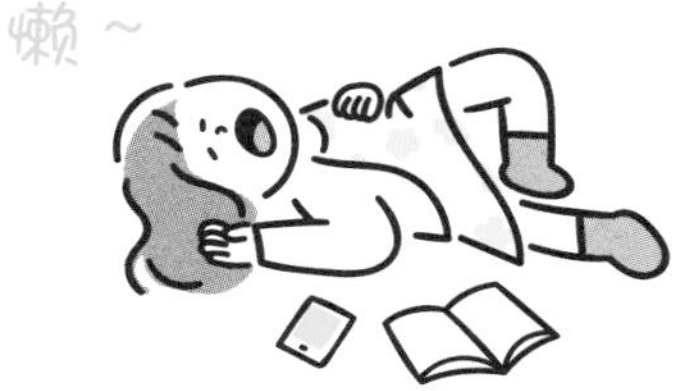

不运动的话，不能通过肌肉产生能量

②血液循环不畅

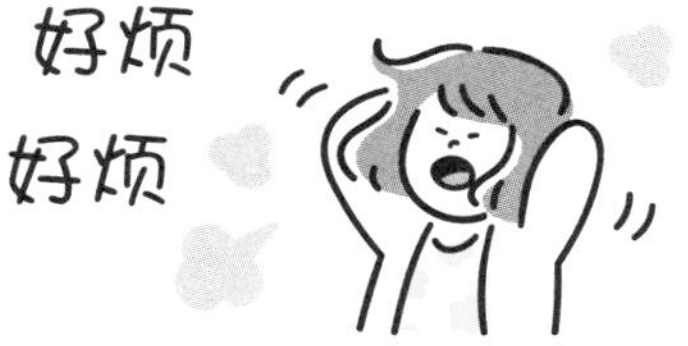

过度劳累、压力大等，导致植物神经功能紊乱，血管收缩

问 植物神经是什么?

植物神经由交感神经和副交感神经两大系统组成。由交感神经支配时，身体紧张度增加，末梢血管收缩，封锁热量。由副交感神经支配时，身体比较放松，末梢血管扩张，释放热量。当这两种神经功能紊乱时，体温调节功能就会出现紊乱从而导致冷寒症的发生。出现功能紊乱的原因有寒热温差、身心压力和激素水平改变等。

热量在肝脏或肌肉中产生，通过血液输送至全身

摄入食物后，食物在胃肠中消化吸收，然后在肝脏参与代谢的过程中产生热量。但是有的人由于胃肠功能较差、食欲欠佳、节食减肥等原因，不能正常摄入食物，就会导致合成热量的原料不足，不能产生足够的热量。

另外，1日所需热能的60%产自肌肉组织。因此肌肉含量不足或运动量不足也不能让身体产生足够的热量。

肝脏或肌肉组织产生的热量会与氧气和营养物质一同通过血管输送至全身，维持身体基础体温。相反，血液循环不畅时，通过血液输送的氧气和营养物质也会减少，各细胞的新陈代谢也会降低，进而导致全身不适或寒冷。

血液流动由植物神经系统控制。植物神经系统还参与身体的体温调节，因此是抗寒保暖的重要因素。

女性比男性更容易感受寒冷

- 女性产热肌肉的含量比男性少10%
- 身体结构和月经周期也会招来寒气
- 女性身体感觉舒适的温度比男性高3℃

《身体感觉舒适的温度之性别差异》

	夏季	冬季
男性	22.8~26.1℃	20~23.9℃
	+ 3℃	+ 3℃
女性	25.8~29.1℃	23~26.9℃

出处：参照《ASHRAE:ASHRAE Standard 55-2004,2004》制表

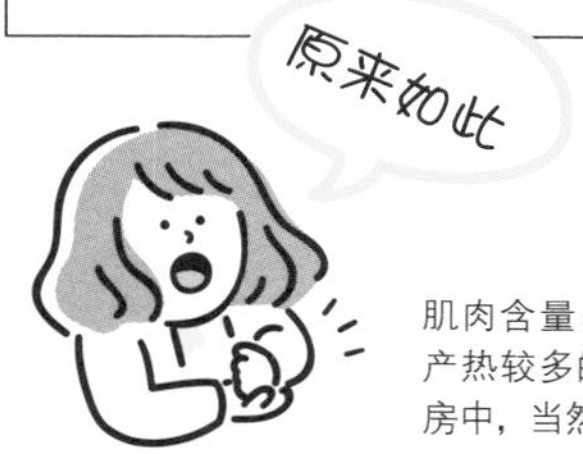

肌肉含量=产生的热量，女性在产热较多的男性感觉清凉的空调房中，当然会觉得冷了

女性产生的热量少，天生对寒冷敏感

肌肉就像生产热量的工厂。这个工厂大小，女性比男性要小10%，所以女性产生的热量比男性要少。

并且，女性的下腹部有子宫和卵巢等器官，更容易导致血液流通不畅。当血液流通不畅时，热量就不能被输送至身体各个部位，所以才会感觉寒冷。

月经周期对冷寒症也有影响！月经前期体内水分增加，也会加重寒冷。月经期随着经血排出，也会带走一些水分，所以月经期容易大便溏、腹泻。与此同时热量也会随着血液和水分散发至体外，因此加重寒冷程度。

另外，女性身体感觉舒适的温度比男性高3℃。因此女性天生对寒冷比男性敏感。

受寒后很糟糕

身体受寒后，血液循环变差，会引起各种身体不适。在这里介绍因寒冷引起的具有代表性的症状与疾病。虽然不是寒冷单一因素引起的疾病，但是祛寒后大部分症状也会得到改善。

情绪低落

寒冷导致植物神经和雌激素紊乱，引起情绪波动，时而感到低落，时而感到烦躁。

便秘・腹泻

寒冷导致腹部血液循环不良，胃肠蠕动功能减弱，引起便秘或腹泻。寒冷也会使肠道产生应激反应，引起腹痛。

过敏反应

身体体温较低，身体免疫力降低，也会加重过敏反应的症状。

头发干枯

寒冷导致头皮的血液循环不良或新陈代谢降低，使头发干枯、脱发或生白发等。

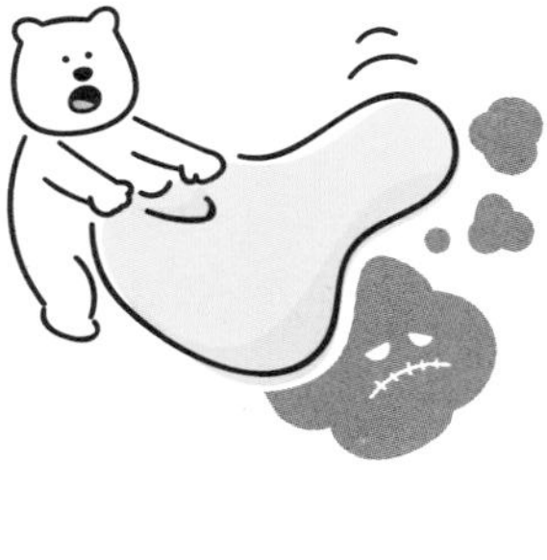

黄褐斑・雀斑・暗沉

寒冷导致血液流通障碍，皮肤更新周期紊乱，形成黄褐斑、雀斑、皮肤暗沉。

黑眼圈

寒冷导致血液循环不良，新陈代谢也会下降，使水分或老化物沉积于眼下形成黑眼圈。

皮肤松弛

寒冷或压力导致血液循环不良或月经周期紊乱，使保持皮肤弹性的胶原蛋白和玻尿酸减少，出现皮肤松弛或皱纹。

皮肤干燥

寒冷导致皮肤的血液循环和代谢功能下降，水分和油脂代谢失衡，皮肤就会干燥。皮肤干燥也会导致皱纹的产生。

高血压

寒冷使血管末梢收缩，也会导致血压升高。

头痛

寒冷导致肌肉紧张，血液循环和雌激素分泌紊乱。

注意力不集中

寒冷导致血液流通不畅，脑供血和营养输送不足，注意力也会下降。

耳鸣

耳鸣是寒冷导致血液流通障碍或植物神经功能紊乱而出现的症状之一，时常因耳鸣困扰。

目眩

由于压力、疲劳或寒冷导致植物神经功能紊乱，也会引起眩晕的发生。

鼻炎

身体寒冷导致水液平衡和植物神经功能紊乱，引发鼻炎或过敏反应。

易感冒

寒冷导致身体免疫力降低，容易感染感冒等疾病。

月经痛·月经不调

寒冷导致血液循环不良，血液中会引起疼痛的物质——前列腺素堆积在下腹部，使月经疼痛加重、月经不调或闭经等。

肥胖

寒冷导致基础代谢降低，即使吃同样的份量也会容易发胖。

失眠·起床困难

寒冷或压力使末梢血管处于持续收缩的状态，导致失眠、易醒多梦、起床困难等，出现睡眠障碍。

贫血

寒冷导致血液循环不良，各个器官功能下降。胃肠的消化吸收效率下降，不能充分吸收铁离子，引发贫血。

恶心干呕

寒冷导致胃肠功能下降，恶心干呕是其症状之一。

皮肤粗糙

寒冷导致血液循环不良，新陈代谢也会下降，皮肤更新周期延长，造成皮肤干燥。

易疲劳

寒冷导致末梢血液循环不良，通过血液传送的热量、氧气和营养物质输送至全身的能量不足，二氧化碳和老化物也不能及时排出，所以容易感到疲劳。

口臭·体臭

寒冷导致牙床的血液循环不良或雌激素分泌紊乱，容易引起牙周炎导致口臭。另外寒冷等原因导致胃肠等内脏功能下降，也有可能引起体臭。

胃肠功能弱

寒冷导致腹部血液循环不良，胃肠功能下降。胃肠功能弱，不能正常吸收营养，所以不能产热，恶性循环。

腰痛

寒冷导致肌肉的紧张度增高，血液流通降低。强行活动紧张肌肉会引起腰痛。

肩周炎

寒冷导致身体紧张，颈部或肩周的肌肉紧张，血液流通下降导致肩周炎的发生。

水肿

寒冷导致血液循环不良，新陈代谢也会下降，老化物堆积在细胞内或细胞间隙中聚集过多的淋巴液和组织液，尤其是脸部和腿部水肿严重。

尿频

寒冷不仅导致尿频，由于免疫力降低也会引起膀胱炎。

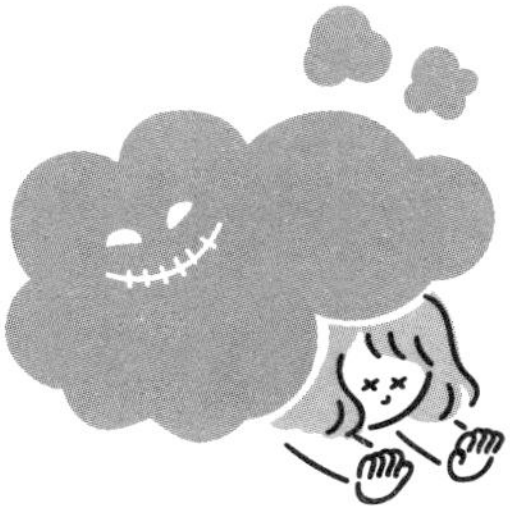

与不孕不育和癌症相关

● 寒冷使血液流通和新陈代谢降低，引起子宫和卵巢的功能下降，容易导致不孕不育

● 身体寒凉使机体免疫力下降，患上癌症等疾病的可能性增加

闭经会导致不孕不育

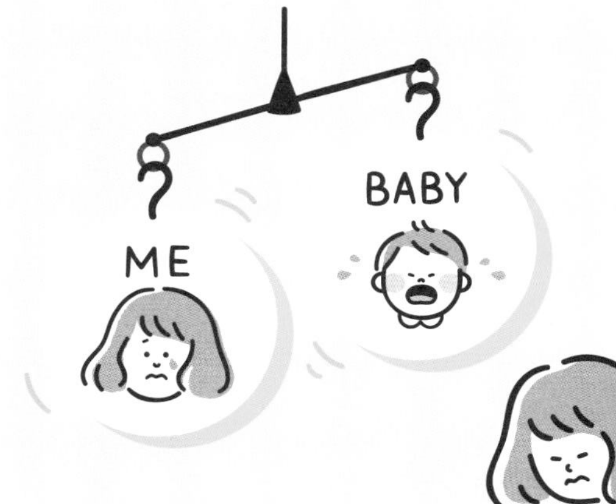

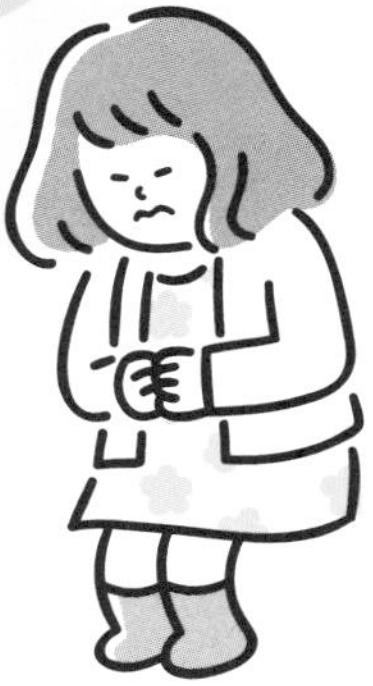

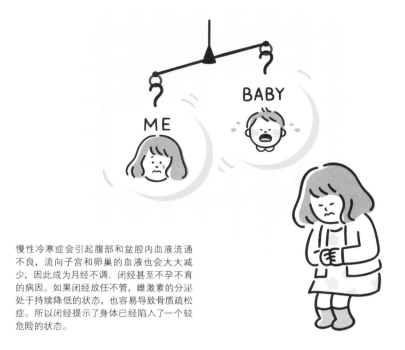

慢性冷寒症会引起腹部和盆腔内血液流通不良，流向子宫和卵巢的血液也会大大减少，因此成为月经不调、闭经甚至不孕不育的病因。如果闭经放任不管，雌激素的分泌处于持续降低的状态，也容易导致骨质疏松症。所以闭经提示了身体已经陷入了一个较危险的状态。

体温维持在 37℃左右，免疫力也会增加

感受强烈的寒冷时，身体首先会保护内脏功能以维持生命体征，收缩手脚或表皮的血管，将血液集中流向身体中心部位，维持体温。当热量仍然不足时，会调取与维持生命无关的脏器中的血液，如子宫和卵巢等脏器中的血液来补给热量。因此容易导致月经不调或闭经等疾病。有人觉得“不来月经更省事”，但如果长期闭经，很容易造成不孕不育。

事实上，长久苦恼于不孕不育的女性，大多数都有下半身寒凉的问题。

另外，寒冷也会成为癌症的诱因。身体寒凉后体内温度下降，免疫力降低，患上癌症等疾病的可能性增加。

通常认为，癌细胞与正常细胞相比不耐高温。体温维持在37℃左右，免疫力也会增加，一定程度有助于预防癌症的发生。

由此可见，身体受寒后，血液循环变差，身体就会更加寒冷，恶性循环。如果能打破这种恶性循环，身体的不适与不良状况会更易消除！

并且，通过祛寒，在18~21页介绍的多种症状可以一并缓解与改善。

另外，血流通畅后新陈代谢开始变得活跃，皮肤光滑细嫩，头发光滑柔顺，你会变得越来越美丽！

从第一章开始，介绍如何不受寒且保暖的生活技巧。

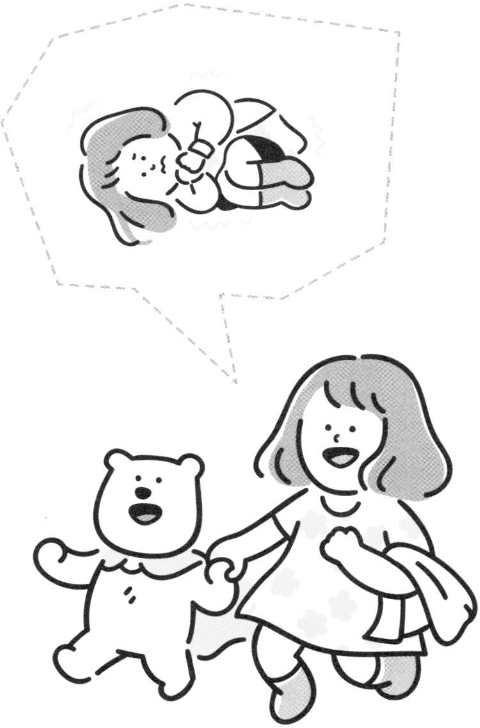

祛除寒冷，解决大部分身体不适

血液具有向全身细胞输送氧气、营养物质、热能等维持生命所必需的元素的功能，同时可以吸收细胞产生的二氧化碳和老化物排出体外，对维持生命具有至关重要的作用。

身体感受寒冷时，为了保护内脏，人体会通过收缩末梢血管，将血液集中运输至身体中心部位，将体内温度维持在37℃，因此不仅手脚等四肢末端寒冷，细胞的新陈代谢也会降低。不能充分运输身体必需的营养物质，同时本需要排出体外的老化物会滞留在身体的各个部位，因此会引发各种身体不适及不良状况。

第1章

不同寒冷场景下的速热术

我们身边导致

身体寒冷的原因有很多！

第 1 章主要介绍

保暖御寒的基本功，

着装的选择、

在家或在办公室的保暖技巧等。

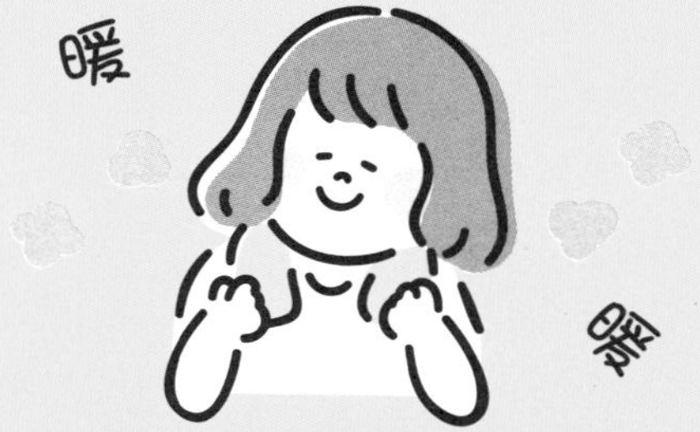

导致寒冷的原因，春夏秋冬各有不同

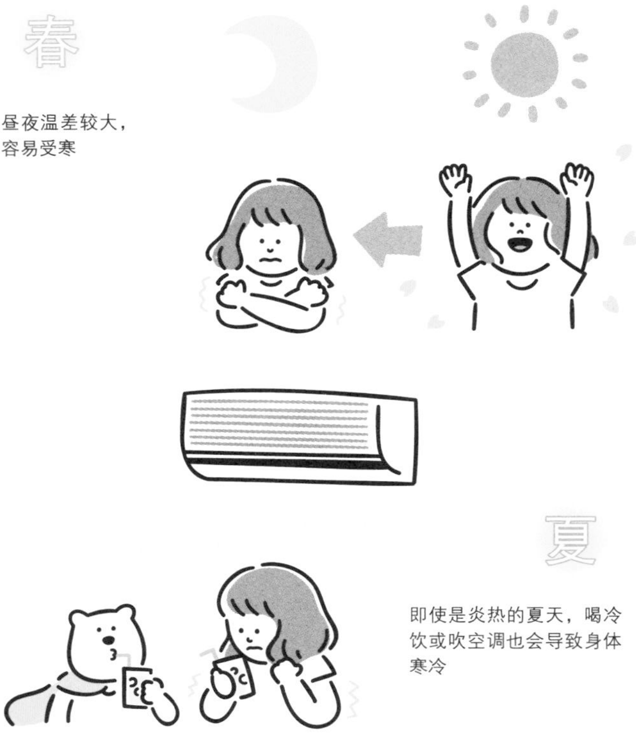
春
昼夜温差较大，
容易受寒
夏
即使是炎热的夏天，喝冷
饮或吹空调也会导致身体
寒冷

身体会顺应季节的变化而自我调节

一年有四季，气温变化四季分明。而人是高等生物，可以通过调节自身基础代谢程度来适应外界气温的改变。

比如炎热的夏天，降低基础代谢量，可以避免产生不必要的热量。所以夏天是不适合减肥的季节。相反，寒冷的冬天，为了产生更多的热量抵御寒冷，基础代谢自然就会升高。

身体也会通过调控血流等维持体温的平衡，以适应一天的气温变化。主要起到体温调控作用的是植物神经。由于植物神经的正常运转，人体才能维持恒温的状态。所以我们人类才会正常的生活，也避免了在寒冷的冬天冬眠。

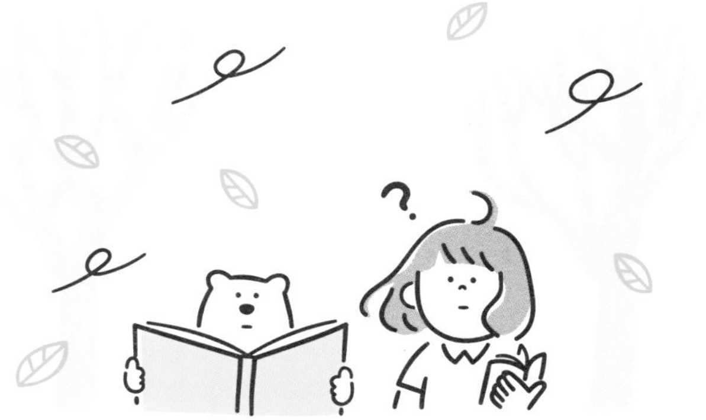

秋

夏天空调房凉透的身体，再加上较大的昼夜温差，趁早换上秋装

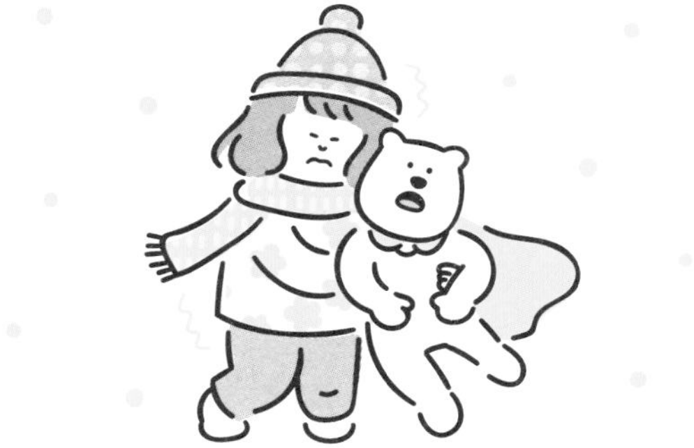

冬

真正的寒冷季节袭来！从早到晚都要担心寒气

各种原因导致身体寒冷

身体会顺应季节的变化而自我调节，维持体温的平衡，但是身体还是会受寒。

比如春天，大家都以为寒冷的冬天终于结束了，然后就会穿着较薄的衣服出门。但是春天是昼夜温差最大的季节，即使中午很暖和，早晚也会非常冷。早早就把取暖家电和冬装收起来，后来又因为寒冷，不得不把冬装再拿出来穿，是不是很多人都会有这样的经历呢?

明明很热的夏天，室内空调全开后很冷。喝冷饮会从身体内部加重寒冷。秋天和春天一样，昼夜温差也比较大，看天气预报最高气温25℃，穿着夏装出门，晚上却被冻回来了，这样的事情是常见的。另外，现在因夏天吹空调受寒引起的冷寒症的人也越来越多。冬天的寒冷就不用再介绍了吧。因此一年四季都非常有必要抗寒保暖。每个季节都需要动动脑筋，用些心思保护身体不受寒。

着装的选择❶

一年四季不可缺少的内搭选择

这样的人要注意

只有 T 恤

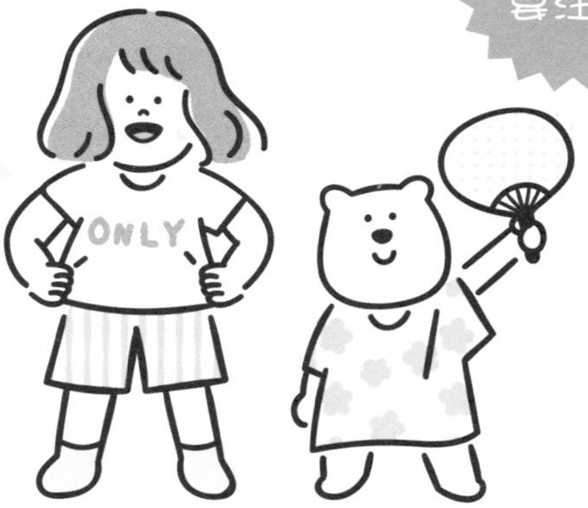

夏天只单穿一件 T 恤的人，可能因为出汗身体会变冷

要点

- 推荐丝绸、羊毛、纯棉等天然面料
- 根据季节和用途，巧用功能性的高科技纤维
- 为了防寒，衣服要包裹颈部、肩部和上臂是基本

选择适合季节的面料

推荐的款式

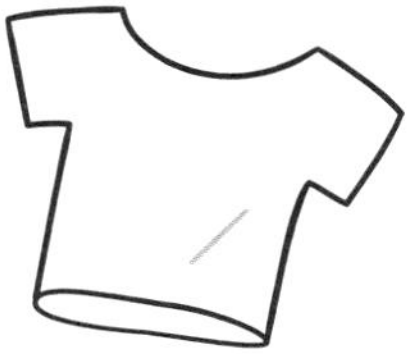

推荐半袖或长袖衬衣。可以有效保护拥有感知寒冷的传感神经的肩胛骨和肱二头肌周围

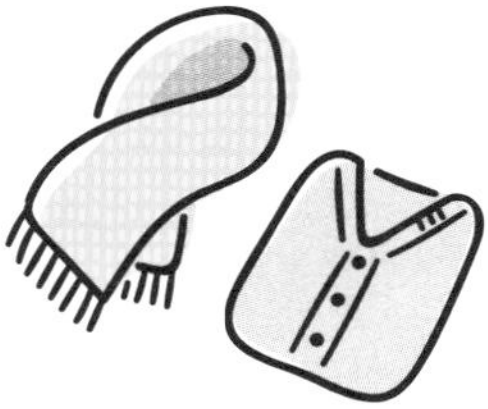

穿无袖背心或无袖外套时，请带上披肩或者短外衣。

推荐的面料

[夏] [冬]

天然面料

丝绸

即使出汗也能清爽舒适，身体也不会变冷。但是，如果丝绸的质地太过紧密厚实的话，也会让人觉得很热。

羊毛

纤维收缩，容易包裹空气，保温性好。吸水性高，不会因出汗而身体变冷。

功能性面料

速干

推荐吸水性高、速干的面料。它能快速吸收汗液并晾干，所以时刻保持清爽。也不会因出汗而身体变冷。

产热

在保持体温的同时，一边产热一边吸汗还能排湿的自热面料在市面上不断推出。对于冬天的寒冷来说是宝藏级的面料。

推荐使用可以吸汗、排汗的面料

在穿着选择上，直接接触皮肤的内搭的选择尤为重要。特别是身体受寒后血液流通不良的情况下，选择什么样的内搭，对身体造成的影响也有很大的不同。

最好避免选择尼龙、涤纶等自古以来的化学纤维面料。这类材料与天然面料相比，吸水性、排湿性能都比较差，出汗后皮肤表面黏稠，身体还会变冷。

相比之下，丝绸、羊毛、纯棉等天然面料的吸水性高、排湿性好、保温性好，是值得推荐的。并且，近几年市面上出现了新型的化学纤维面料，增强了干燥性和保温性的高科技纤维面料，可根据季节和用途，巧用各种功能。

内搭款式的选择上，要选择尽可能包裹住有传感神经的部位的衣服，做好保暖措施。

着装的选择❷

尝试选择五指袜

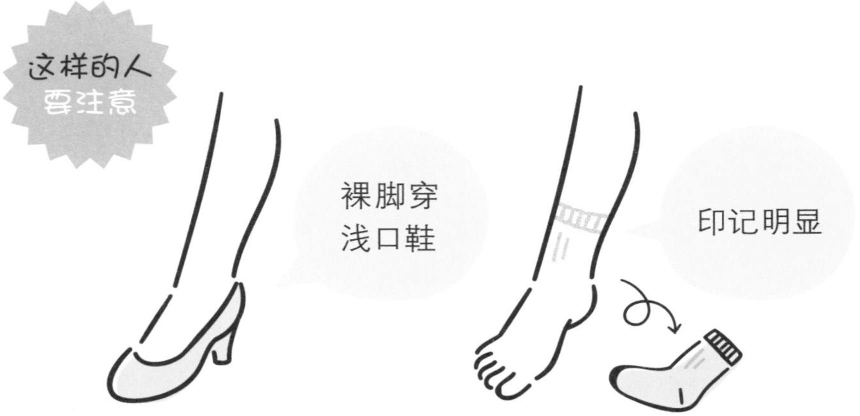

鞋 + 裸脚不仅是寒冷，也是造成味道的原因

留下明显的袜印是血液不流通的证据

要点

- 脚部容易受寒，尽量包裹住
- 袜子要选择不勒脚的尺码和设计
- 裸脚穿浅口鞋会让脚变凉，所以不要穿

改善脚趾的寒冷 & 排毒

高明的叠穿方法

❶ 丝绸五指袜

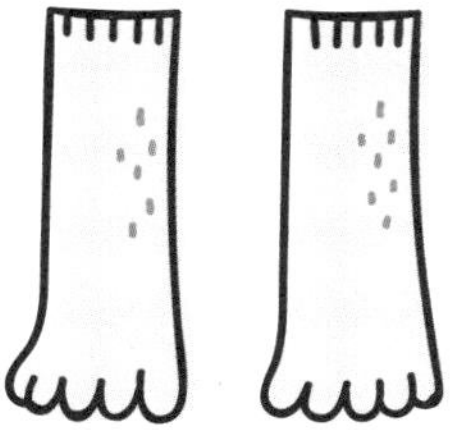

丝绸面料的保温 & 排毒效果好

❷ 羊毛袜

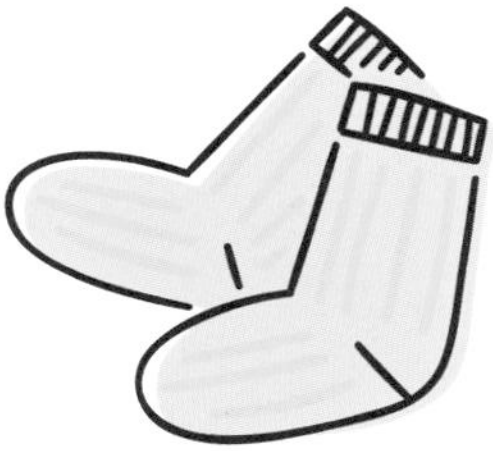

提高保温效果。接收丝绸吸取的毒素。

穿勒脚的袜子会使血流不通畅，效果适得其反。选择宽松舒适的尺码效果更好。

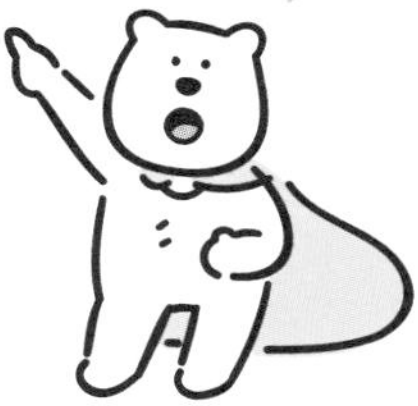

问 穿紧身裤不可以吗?

整天坐在办公室工作而不活动身体的人，下半身的血液流通会变差。可以收紧小腿肌肉的高筒袜或紧身裤是不错的选择。也可以防止下肢浮肿。

请注意，紧勒会招来寒冷

冷寒症患者自述最多的是脚部发凉。“冬天不穿双层袜子不行”“睡觉也要穿袜子”有很多这样的人吧。穿双层袜子也可以，但是注意不要勒太紧！身体被勒住后，血管也会受压迫导致血液流通不畅，反而会加重寒冷。

五指袜可以解放平时蜷缩在鞋中的五根脚趾中间的缝隙，所以是比较推荐的。吸收脚趾间的汗液，也可以预防潮湿。睡觉时也要穿袜子的人可以尝试叠穿五指袜的方法。

下半身着凉会引起全身的寒冷，所以穿裙子时要穿上袜子或长筒袜。但是，对于“夏天不穿袜子想打扮得更时尚”的人，只要在比较冷的场所盖上毛毯等，做好保暖措施，那也可以。裸脚穿浅口鞋在出汗后很容易受凉，所以不推荐，尽量穿上丝袜等包裹脚面。

着装的选择③

用暖腹带保护身体不受寒

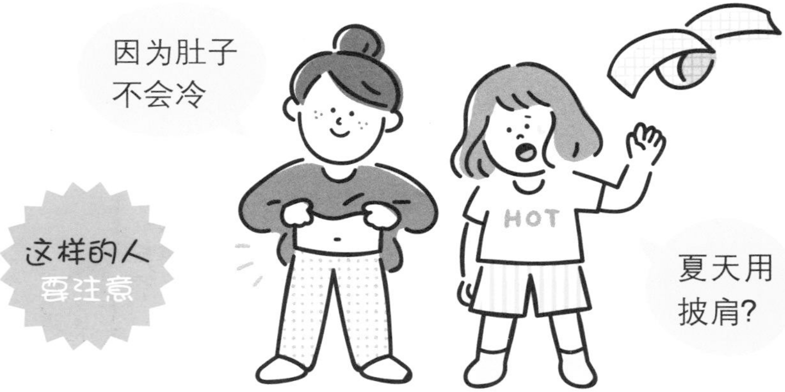
因为肚子
不会冷
这样的人
要注意
HOT
夏天用
披肩?

不要只保暖感觉寒冷的部位

即使是夏天室内空调也很冷。阻断寒气也是防寒的诀窍

要点

- 温暖腹部，手脚的寒冷也会改善
- 根据外衣或服装，搭配不同的暖腹带
- 用披肩阻断寒气，锁住体温，身体暖洋洋

温度调节的必需品
披肩 & 暖腹带，让肚子暖洋洋

不让冷气侵袭的披肩围法

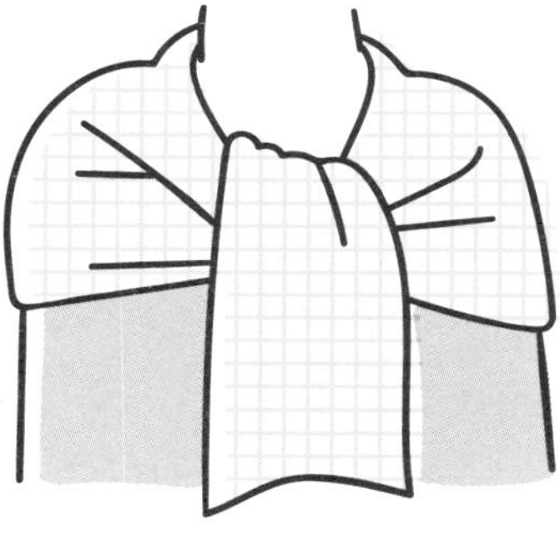

穿着单薄的夏天，重点是要把肩部、肩胛骨及肱二头肌周围好好包裹住。冬天，颈部要做好防寒措施。

和裤子一体的高腰卷腹裤

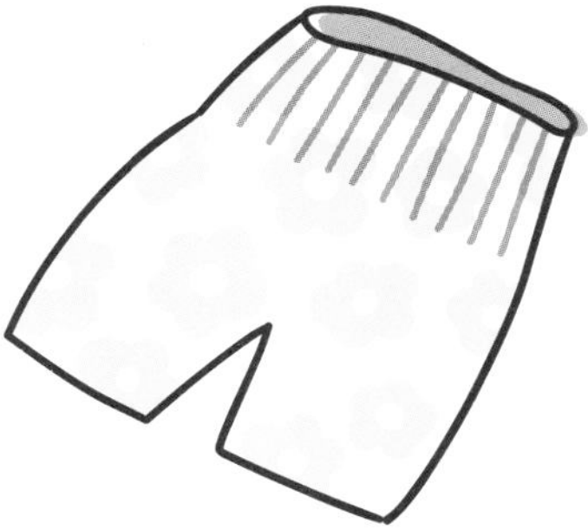

选择触感好的面料，直接接触腹部。高腰卷腹裤不仅暖腹部，还可以保护腰部和臀部，不容易移位也非常棒。

记住暖腹带能有效保暖的部位

首先想让冷寒症的患者保暖的部位是腹部。腹部是内脏集中的部位，腹部受寒后身体会判断出现了“危险状态”，将血液集中于腹部，加重了手脚冰凉的症状。反而言之，只要腹部保持温暖，手脚也就不容易寒冷。

说到温暖腹部的道具当然就是暖腹带了。最近出现了很多可爱的设计图案，卷腹带和裤子一体的高腰卷腹裤、吊带衫和卷腹带一体的内搭等变化多样的设计。如果担心卷腹带会影响外观，也可以选择丝绸面料的卷腹带。

在办公室，推荐用披肩包裹腰腹部。不仅可以保护身体不受空调冷风的侵袭，还可以留住身体产生的热量，这样就会感觉更加温暖。有感知温度的传感神经的肩胛骨周围及背部、有动脉流通的颈部、肌肉丰厚的上臂及大腿，都是有效保暖的重点部位。

着装的选择④

掌握配合气温穿搭的基本方法

早上明明仔细看了天气预报，决定好了服装，但是一出门就感觉有点冷，后悔没有穿一件外衣。与此同时，有没有出门后觉得穿得再薄一点就好了的经验呢？对这样的人来说，如果掌握了以气温为基准的穿衣方法，以后出门就很方便了。早晚温差较大的日子，多叠穿几件较薄的衣服保暖吧。举几个搭配的例子，请参考一下吧。

~6℃

为了防止因暖气而出汗，多叠穿几层容易脱下来的冬装，并利用自热内搭和暖贴，充分做好防寒措施。

7~11℃

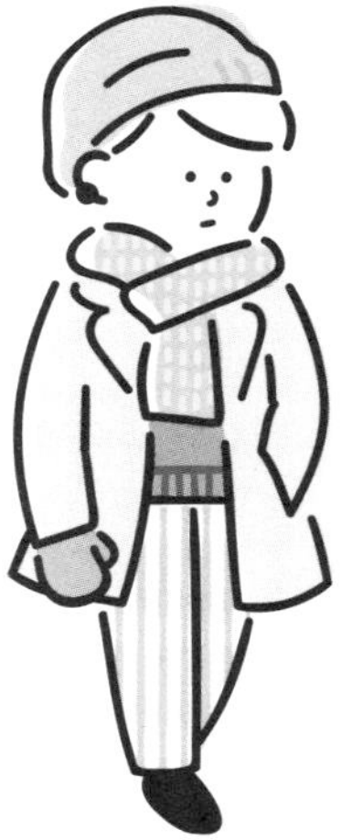

在冬装外披上薄外套正好。容易着凉的脚下，用打底袜或长靴好好保温。

12~15℃

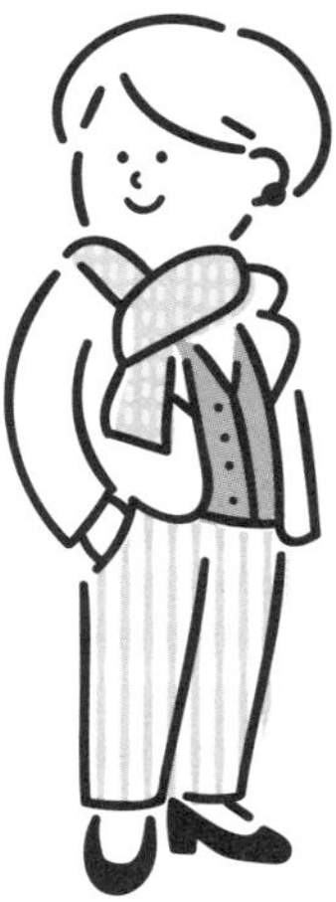

这个气温，穿薄款上衣有点冷，但是还没到穿大衣的时候……此时夹克衫就派上用场了。保温性高的羊毛或羊绒围巾也可以用起来。

下装要保暖，用上装调节温度

冷寒症的人需要做好防寒措施。也无须因为寒冷就失去了打扮时尚的乐趣，做好防寒措施还能拥有时尚才是成熟女性的最佳选择。根据气温，一边掌握搭配的基础，一边享受属于自己的时尚穿搭吧。

需要注意的是，重点在于无法叠穿的下装部分。最好是选择裤子作为打底，也可选择穿裙子。穿裙子时最好选择能盖住腿部的长裙，搭配长靴或者打底袜等，想办法让自己宁热勿冷。

盛夏时节，如果想搭配连衣裙 + 裸脚 + 凉鞋的话，可以在里面穿上比裙摆短的较宽松的短裤，在空调房时，在感觉寒冷之前用披肩盖上膝盖。

上装就很容易叠穿，选择方便穿脱的衣服来调节温度。披肩和围巾是不论什么季节都能方便使用的物件。

16~20℃

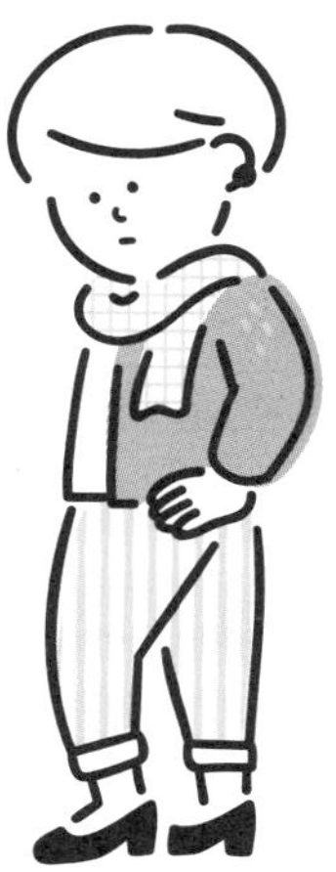

虽然很舒适，但是风很大，没有阳光的话会感觉凉飕飕的。用丝滑面料的披肩，好好保护颈部不受冷气侵袭。

21~25℃

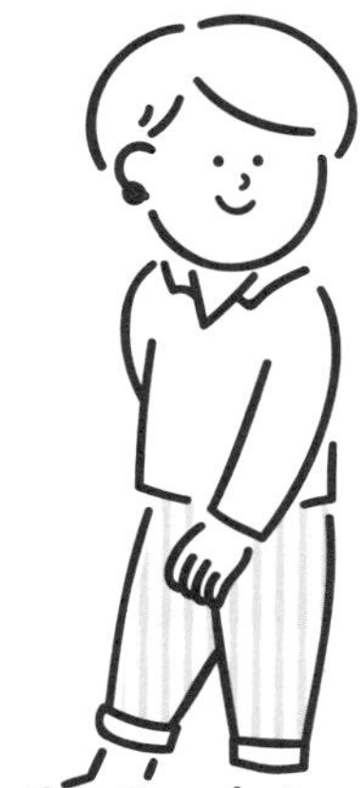

如果烈日炎炎容易出汗的话，穿短袖也可以。穿上容易脱下来的薄开衫，便于调节冷暖。

基础穿搭

锥形裤子

从腰到大腿都很宽松，所以下半身不被束缚。很容易和漂亮的风格搭配，上班穿也可以。

铜氨丝衬衫

打开纽扣就凉快，扣上纽扣就暖和。这种丝滑柔软的面料，活动起来很方便，触感也非常好。

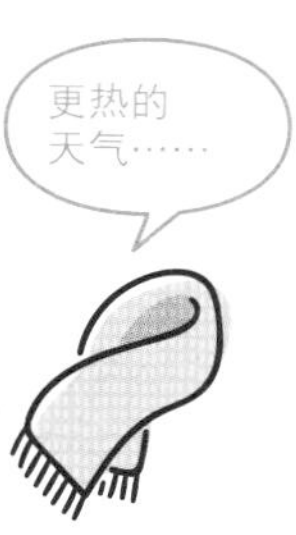

有一个宽大的披肩会很方便。如果是轻薄面料的话，也不会占用太大空间。在非常冷的空调房中，不起眼的暖贴也非常好用！

成年女性的寒冷场景❶

早上因为寒冷不能起床

推荐给这样的人

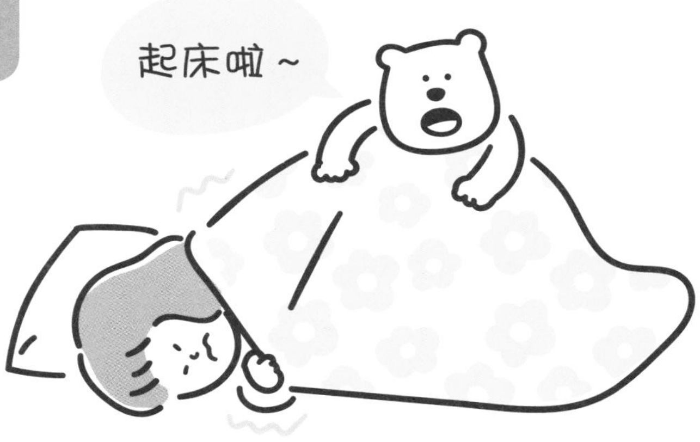

即使醒了，也会因为寒冷而感觉疲倦，不到时间不起床

要点

- 睡醒前一刻的体温最低
- 起床之前，提升下降的体温
- 起床之前，先暖好房间

在床上伸展

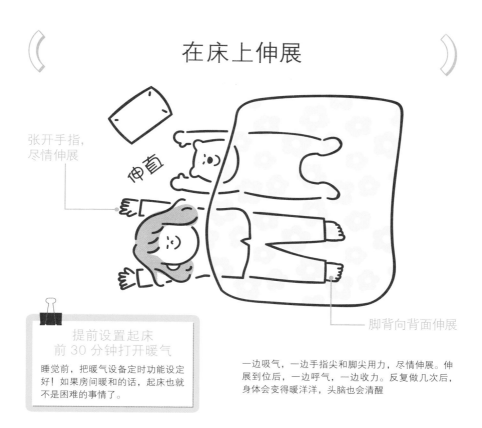

一边吸气，一边手指尖和脚尖用力，尽情伸展。伸展到位后，一边呼气，一边收力。反复做几次后，身体会变得暖洋洋，头脑也会清醒

提前设置起床前30分钟打开暖气

睡觉前，把暖气设备定时功能设定好！如果房间暖和的话，起床也就不是困难的事情了。

如果提升下降的体温，身体就会暖洋洋，头脑也很清醒

人体的体温每天都有差异，一天中体温也是有变化的。一天中体温最低的是早上起床之前。身体在睡觉时基本保持不动，由于内脏的活跃度也会下降，身体产生的热量也会减少，在维持相对较低的体温条件下人体才会进入深睡眠状态。

体温会从睡醒后运动身体开始逐渐升高，吃完早饭后会明显升高。在下午3~4点达到高峰，然后再逐渐下降，身体会慢慢进入放松模式。

为了提升早晨下降的体温，在这里推荐的是在床上做伸展运动。通过伸展运动，从早晨开始促进血液循环，也会对之后的冷寒症状有所改善。对于起床困难、一上午都浑浑噩噩没精神的人来说，通过做伸展运动改善血液循环，再开始一天的工作就会精神抖擞吧。

成年女性的寒冷场景❷

出门前发现浑身贴满了暖贴

推荐给这样的人

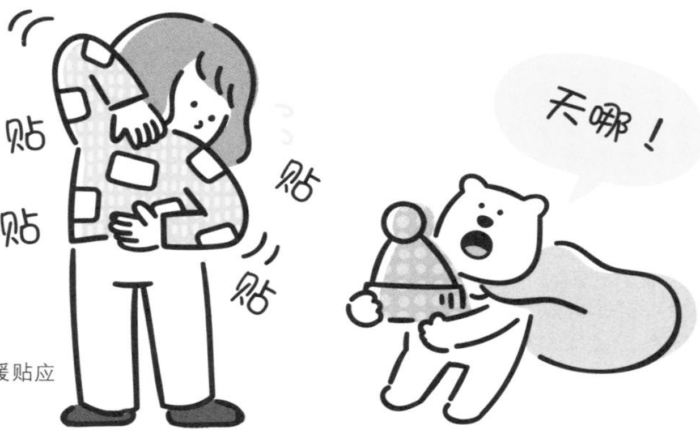

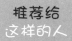

我到现在都不知道，暖贴应该具体贴在哪里

要点

- 在身体变冷之前，贴上暖贴
- 贴在腰部和腹部可以缓解下半身的寒冷
- 贴在肩胛骨之间，可以缓解手指的寒冷

贴腰部是基本！腹部和肩胛骨之间也可以

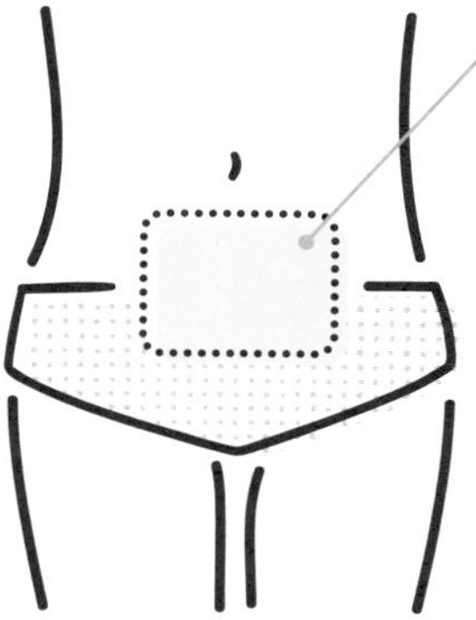

下腹部

通过温暖内脏，可以缓解食欲不振、腹泻和便秘。容易疲劳的时候也推荐

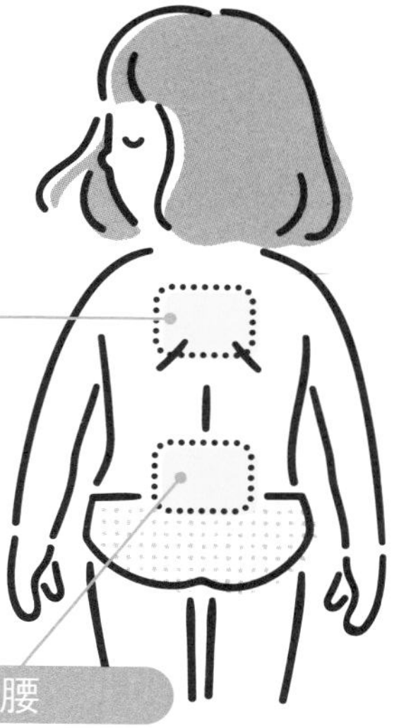

肩胛骨

在意手指寒凉的人，适合缓解颈部酸痛和肩周炎。脸色也会变好

后腰

贴在仙骨穴（＝腰部略往下的位置，在臀部中央呈倒三角的部位）的上方位置，不容易散发到外部，对下半身的寒冷和腰痛也有效果

! 注意低温烫伤!

暖贴直接贴在皮肤上会有低温烫伤的风险。如果直接粘贴的话，请选择温度不会过高的暖贴。

出门前，贴在这 3 个部位，全身的血液流通会改善

对于被冷寒症困扰的人来说，暖贴是强有力的后盾。有人觉得用了暖贴还是会冷，那么请改变一下暖贴的使用方法。

身体一旦受寒，再暖起来就不太容易。正确的做法是，在身体受寒感到寒冷之前，就需要提前贴好暖贴。

并且，贴的部位也非常重要！如果只贴一张暖贴，首先要贴在后腰部位，可以保暖容易着凉的下半身和躯干，也会缓解腰痛。

对于被手指寒凉困扰的人，将暖贴贴在肩胛骨之间。颈部和肩部的血液流通会变好，改善颈部酸痛和肩周炎。

同时在下腹部贴暖贴，可以有效改善腹部和下半身的寒冷。温暖胃肠有助于改善腹泻或便秘。保暖子宫和卵巢有助于改善痛经和月经不调。另外，下腹部的血液循环变好后，也会促进全身的新陈代谢。

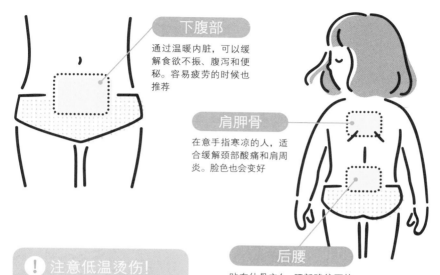

成年女性的寒冷场景❸

等电车时手指僵硬

推荐给这样的人

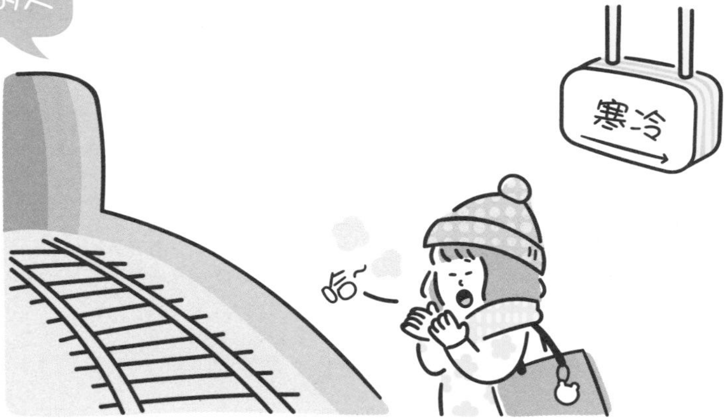

忘记戴手套了

要点

- 通过活动背部和手臂的肌肉来产生热量
- 按揉手指，改善四肢末端的血液流通
- 用热饮瓶子代替热水袋

旋转肩部，用上半身的肌肉产生热量

❶ 将手指放在肩膀上

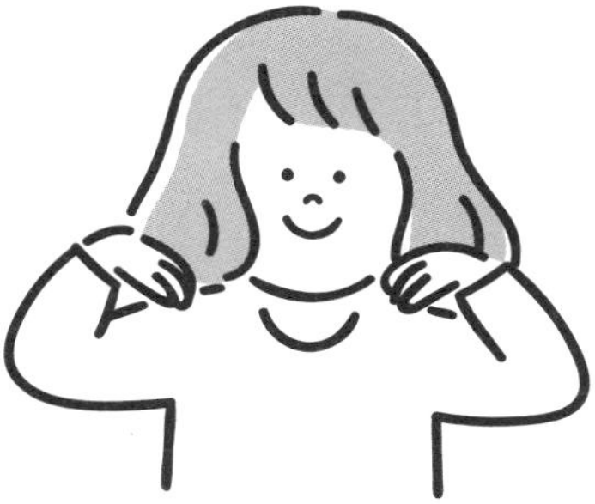

❷ 转动肩膀

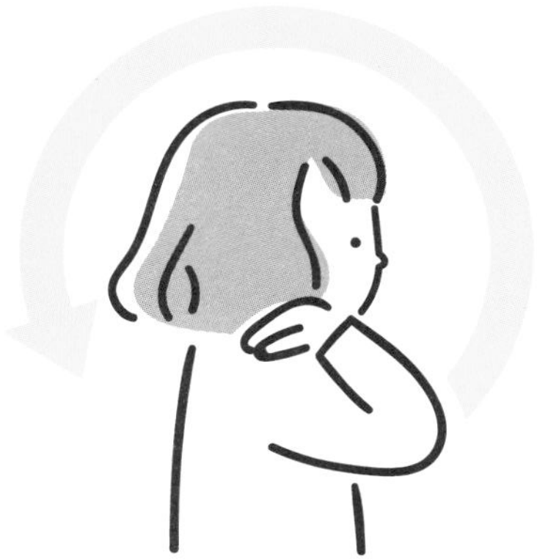

戴上口罩就感觉不到冷气＆干燥

戴上口罩就会感觉出乎意料的暖和。呼出的气体会温暖面部，并且湿气也会预防干燥。

后背用力连动肩膀转动

将手指放在肩膀上，肘部像画圆一样，转动肩膀。对于手指的寒冷，需要活动上半身中最大的背部肌肉来缓解

活动较大的肌肉！外部刺激手指也非常有效

手指是身体的四肢末端，也是很容易寒凉的部位。如果寒冷开关一旦启动，就很难再让已经变冷的手指温暖起来。所以通常正确的做法是在受凉前，提前戴好手套。但是总有大意的时候，以为天气不会那么冷，还有出门时忘记戴手套的人。

这种情况下，请大幅度转动你的肩膀。通过活动上半身中较大的背部和上臂的肌肉，肌肉产生热量后会促进血液循环。

另外手指冻僵时，建议按揉手指和手掌。反复揉搓手腕、向手背侧拉伸手指等，尽可能活动手部。

在自动贩卖机买热饮（罐装的太热，凉得快，要买塑料瓶的），代替热水袋来暖手也是不错的选择。

成年女性的寒冷场景④

公司的办公桌
仿佛就在北极圈

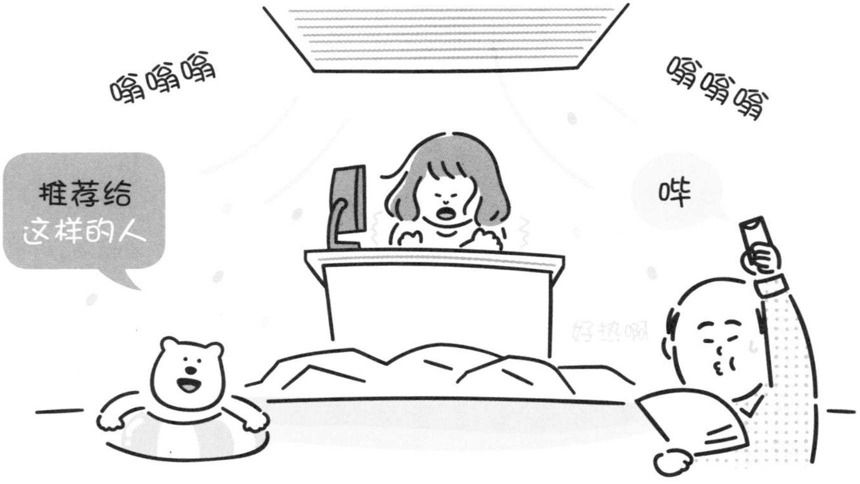

在大叔设定的空调温度下，办公室仿佛就在北极

要点

- 用围毯或长筒袜保护下半身
- 利用 USB 接口的保暖商品
- 用热饮或香料从身体内部温暖起来

私人定制办公桌周边

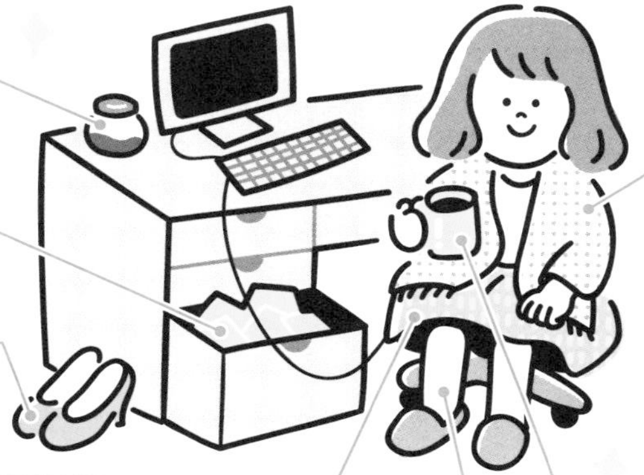

在有温度传感神经（参照66页）的颈部、肩部、上臂披上披肩
饮品中放入肉桂粉，保暖效果增加
存放一些暖贴会很方便
换上宽松的拖鞋
通过USB连接加热的毛毯
喝热饮放松心情
穿高筒袜

在会议、访问地可以轻按腹部

把手放在肚脐下，一边慢慢深呼吸，一边轻柔腹部，可以缓解寒冷。

用各种办法从体内外做好防寒对策

对被冷寒症困扰的人来说，永恒的话题就是办公室的防寒对策。尤其是夏天的空调房，如果你的办公桌就在空调直接吹到的位置，那就太悲剧了。如果太冷受不了的话，应该跟领导同事沟通调高温度，但是必须也要采取自我保护措施！

围毯、高筒袜、袜子等一定要准备好。为了预防脚部的寒冷和浮肿，脱掉束脚的鞋子，换成宽松的拖鞋，使脚部的血流通畅。最近出现了各式各样的保暖商品，比如USB接口的加热毯、抱枕和迷你电热宝等可以直接连接电脑使用。

推荐通过喝热饮从身体内部暖身。红茶或普洱茶等发酵茶叶具有暖身的作用。在热咖啡、红茶、牛奶中加入有暖身作用的肉桂粉或姜粉等一起喝也是不错的选择。

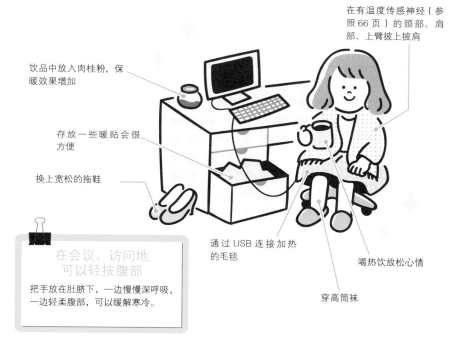

成年女性的寒冷场景❺

居酒屋的店内
就像冷库一样寒冷

推荐给
这样的人

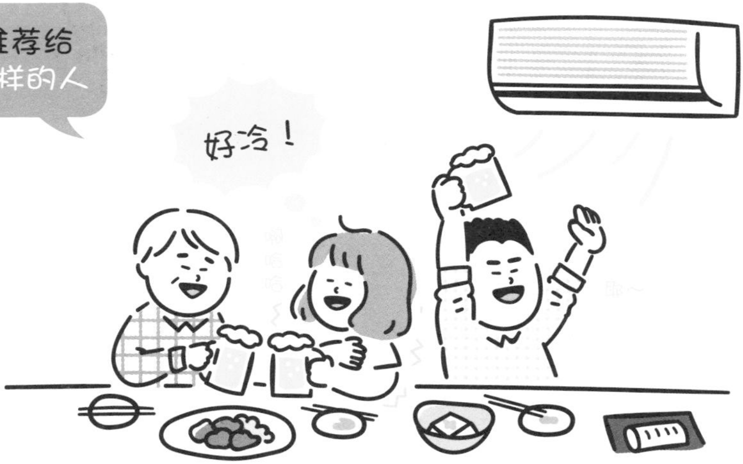

在居酒屋或电影院等寒冷的地方坐很长时间

要点

- 用披肩或毛毯保护下半身不受寒
- 频繁站起来活动或者活动脚踝
- 选择温暖身体的下酒菜

不让身体受寒的菜单和座位的选择方法

炸鸡块换成油炸豆腐

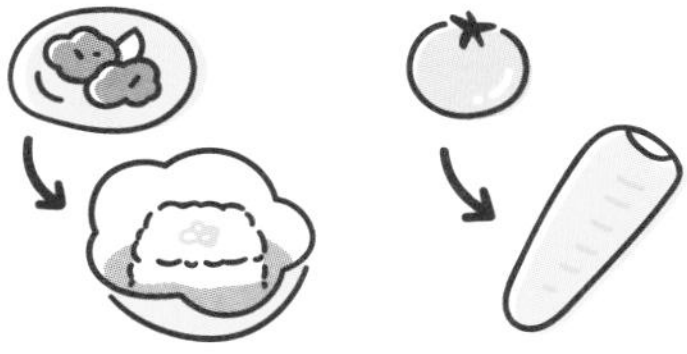

大豆制品富含异黄酮，是可以温暖身体的食物。想吃东西的时候，把炸鸡块换成油炸豆腐。作为肌肉原料的肉类，鸡肉最好选择做成照烧鸡肉等更健康的烹饪方式。蔬菜推荐胡萝卜等根茎类的蔬菜

“先来杯啤酒”会让身体寒冷吗?

冰镇啤酒会让身体变冷，所以不能一口气喝一杯啤酒。说一声“大家辛苦了！”喝一大口，然后跟下酒菜一起慢慢喝下去是可以的。

选择靠边的位置方便起身

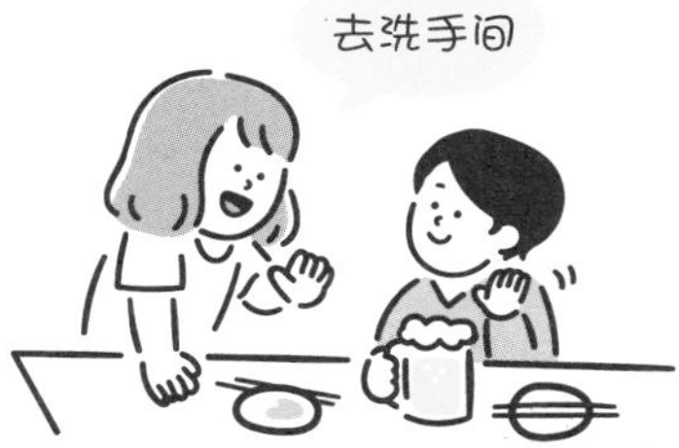

长时间坐着不动会影响下半身的血液流通，特别是跪坐是万万不可的。频繁去卫生间活动等，要活动腿脚

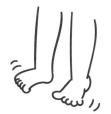

无论如何也不能离开座位的时候

脚趾屈伸运动

把脚趾紧紧内屈，然后伸展，反复操作。偷偷缓解寒冷。

一直坐着也会让身体变冷

在开着空调的居酒屋聚餐，30分钟左右还可以，过长时间身体会从内部开始变冷。与在办公室的防寒对策一样，用披肩等盖住腰腹部和下半身，好好保护自己。有的店铺会有提供毛毯的服务，必要时可以向店员申请。

另外一直坐着会影响下半身的血液流通，容易引起寒冷。选择离卫生间较近的位置，即使不想去卫生间，也要频繁站起来活动腿脚。不方便起身时，在桌子下面转动脚踝，偷偷脱下鞋子做脚趾屈伸运动也非常不错哦。

酒精具有促进血液流通的作用，所以适量饮酒是可以的。饮酒过量容易导致第二天面部浮肿，所以要注意不要饮酒过量哦。下酒菜选择可以温暖身体的油炸豆腐等大豆制品，摄入鸡肉等蛋白质。

成年女性的寒冷场景❻

想方设法对付“洗碗”这个苦行

推荐给这样的人

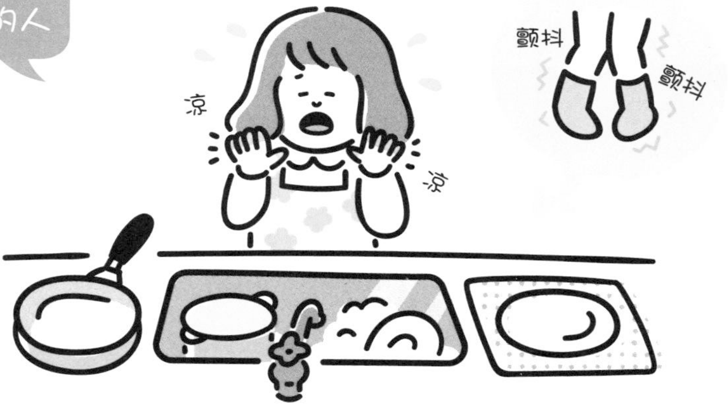

打扫浴室、洗衣服……冬天做家务就是与寒冷的战争。也会因为寒冷而厌倦家务。

要点

- 用橡胶手套保护手部免受寒冷 & 粗糙的伤害
- 上半身的防寒对策是温暖颈部和肩部
- 下半身的防寒对策是穿五指袜和高筒袜

用红豆暖袋从颈部慢慢渗透热量

红豆暖袋的制作方法

1

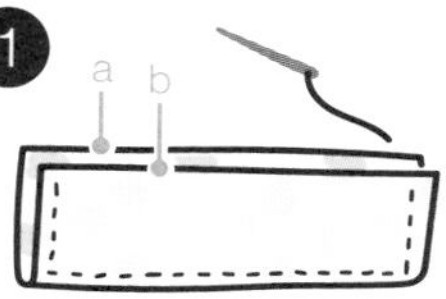

准备好棉麻或纯棉的布料，剪成可以挂在颈部的长度，对折成一半，按虚线缝合

2

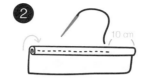

未缝合的长边 ab 两面卷三折后按虚线缝合，留出大约 10 厘米的开口

3

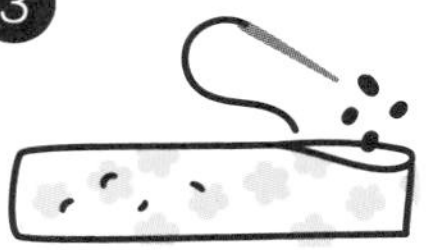

将布袋由里到外翻过来。从预留口放入红豆，缝合剩下的开口

红豆暖袋的使用方法

1

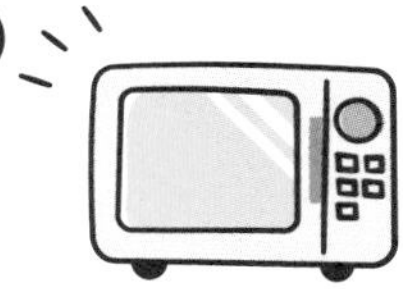

微波炉 500 瓦加热 30 秒左右，一边加热一边观察加热情况。加热到与一次性暖贴热度差不多就可以

2

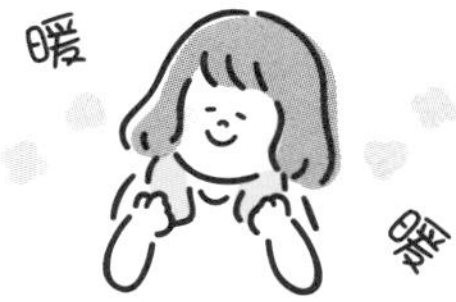

暖袋挂在颈部，从颈部覆盖至肩部。可以反复微波炉加热使用

! 小心烫伤!

暖水袋会自然冷却，所以烫伤的可能性较少，但是最开始放入的热水温度过高的话，就要小心了。一定要注意水温。

用可以出热蒸汽的物件，缓解寒冷和预防酸痛

做与水相关的工作就会使身体寒凉。洗碗用温水的人也很多，但是用温水也会让手变粗糙。在厨房刷碗时，用橡胶手套保护手部免受寒冷&粗糙的伤害。用加绒的橡胶手套保暖效果会更好。

对于手指寒凉来说，温暖颈部和肩部的效果最佳。做家务时在肩部或颈部披上热毛巾，或用粘贴式的热帖或者用红豆暖袋等都是不错的选择。热毛巾或红豆暖袋等都可以散发水蒸气，这种出热蒸汽的保暖物件可以将热量送进身体深处，也可以有效预防肩周炎。（*红豆暖袋可以通过加热蒸发红豆中的水分形成水蒸气。）

脚部寒冷难熬时，穿上五指袜 + 高腰袜保暖。最近流行的毛巾袜只要选择宽松不勒脚的尺码就可以。外观看起来也非常可爱，也许会给做家务添加一些乐趣。

成年女性的寒冷场景⑦

自己的房间太冷，想要得到温暖

推荐给这样的人

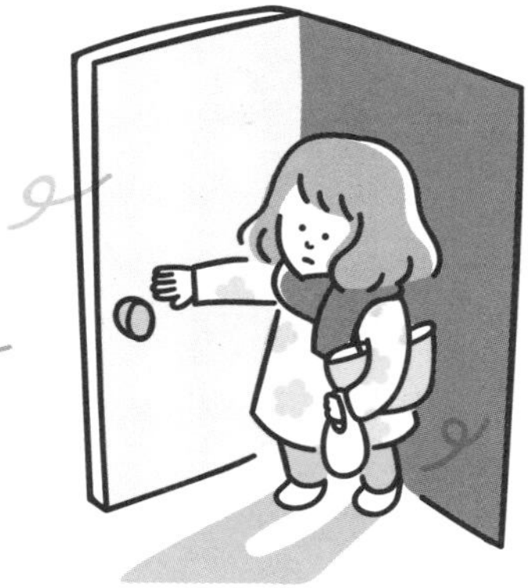

即使在可以放松的家里，冷得让人总觉得不安

要点

- 比起冬天的暖风空调，电热毯更好
- 夏天利用除湿模式或电风扇
- 如果穿居家服放松的话，血液流通会更好

控制湿度，打造舒适空间

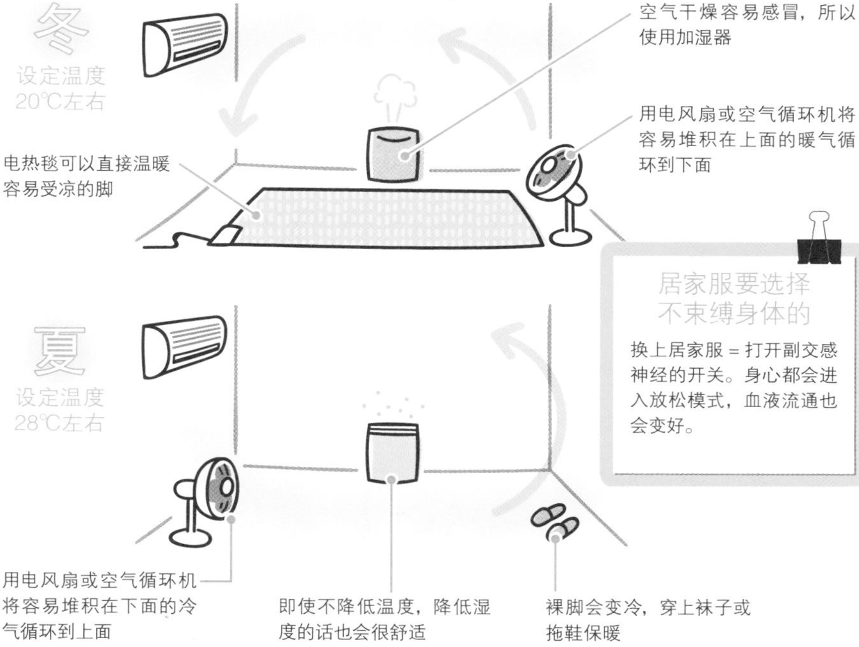

冬
设定温度
20℃左右
空气干燥容易感冒，所以使用加湿器
用电风扇或空气循环机将容易堆积在上面的暖气循环到下面
电热毯可以直接温暖容易受凉的脚
夏
设定温度
28℃左右
用电风扇或空气循环机将容易堆积在下面的冷气循环到上面
即使不降低温度，降低湿度的话也会很舒适
裸脚会变冷，穿上袜子或拖鞋保暖

居家服要选择不束缚身体的

换上居家服＝打开副交感神经的开关。身心都会进入放松模式，血液流通也会变好。

无论夏天还是冬天，都不要过度依赖空调

冬天，自己的房间很冷的时候，请重新审视一下取暖工具。比起用空调取暖，我更推荐可以直接从脚部暖身的电热毯或电热桌。

另外用空调会使室内更加干燥，容易引发感冒，也会有皮肤干燥出现小细纹等问题。用空调取暖时，温度设置在20℃左右。一定要进行加湿，不能让房间内湿度过低。

夏天更要注意空调的使用过度。长时间在开冷气的房间，人就会变得很冷。温度设置在28℃左右，配合除湿模式或电风扇，营造一个舒适而不是凉快的环境。

服装调节也非常重要。脚部冰凉时，任何季节都要穿上袜子。另外，回到家时换下比较束身的西装，穿上家居服，身体放松使血管扩张就不容易寒冷了。

成年女性的寒冷场景❽

泡澡后身体感觉冷

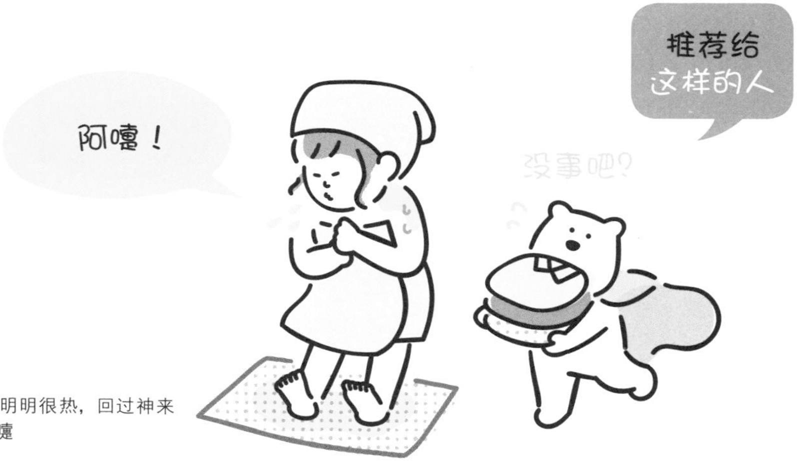

泡完澡明明很热，回过神来却打喷嚏

要点

- 用温水泡澡，最后用相对较凉的水淋浴
- 在身体变凉之前上床盖被子
- 泡完澡后，还暂时不睡觉的话，穿衣服袜子保暖

出汗的状态下，不能从浴室出来

泡澡中

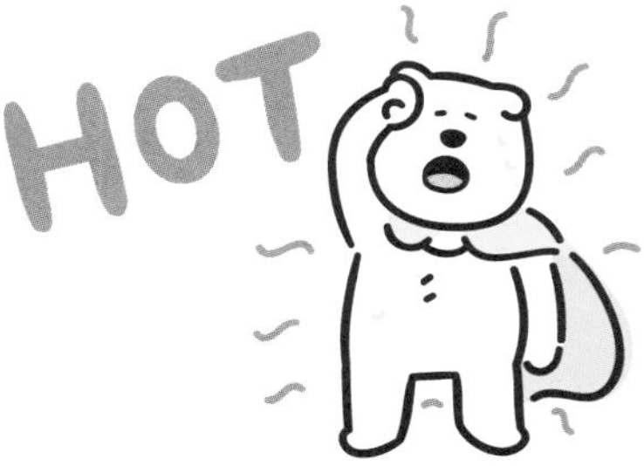

过热的水只能缩短洗澡时间，不能让身体彻底温暖

泡澡后

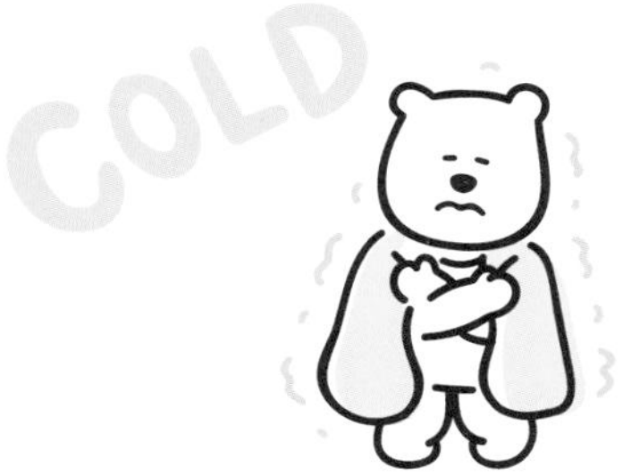

因为出了很多汗，汗液会带走热量使身体寒冷

热水浴 = 体表“烤焦”，体内却是“半生不熟”的状态!

过热的水只能短时间浸泡，所以温暖的只有体表。所以冷寒症的人需要慢慢泡温水澡，让身体内部充分温暖起来。

1 泡澡后用相对较凉的温水淋浴

泡完澡后，用比泡澡水更凉一点的温水进行淋浴就更不容易出汗了

2 水温不要高到让自己出汗的程度

泡澡后会大汗淋漓的洗澡方式是不可取的。重新审视一下自己的泡澡时间和水温

设法不让自己出汗，预防泡澡后的寒冷

泡澡明明是对冷寒症的人来说是一个可以温暖全身的好办法，但却难免会有泡澡后感觉寒冷的人，这是因为他们泡澡的方式错了。有效缓解寒冷的泡澡方法请参照112页介绍的方法。

常有人说“最后用冷水淋浴就会预防寒冷”，虽然这种办法在一定意义上可以防止因出汗而带走身体热量，但是对于冷寒症的人来说，冷水淋浴是非常残酷的。

不让热量散发的关键在于不让身体出汗。把浴缸中的水温设定在38~40℃，然后再加热至舒适的温度是可以的。泡完澡后，用相对较凉的温水淋浴，和凉水淋浴具有相同的功效。

然后，出浴室后，在身体变凉之前，上床盖好被子！如果磨磨蹭蹭不躺下，还穿得很薄的话身体马上会变冷。也可穿上袜子和开衫充分防寒。

成年女性的寒冷场景❾

半夜睡不着觉，冷得睡不着……

推荐给这样的人

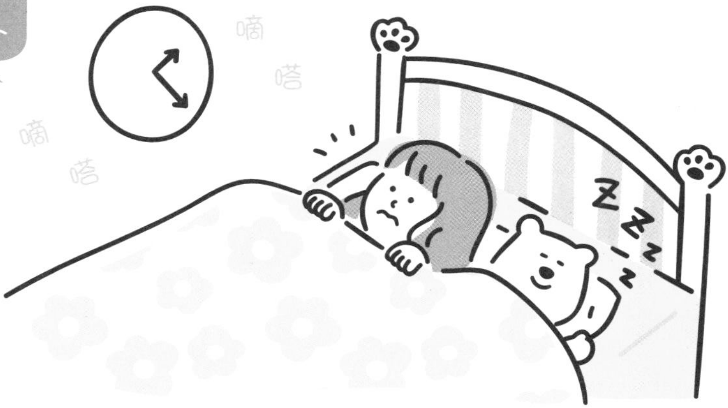

习惯性睡眠时间晚的人要注意

要点

- 早晨好好起床，调整好生活节奏
- 睡觉前 1 小时左右泡澡
- 巧妙使用电热毯和热水袋

通过养成入睡习惯和早晨的日光浴，调整生活节奏

养成睡前习惯

泡澡后→全身按摩→运动→睡觉等，养成适合自己的入睡方式，身心都进入睡眠模式

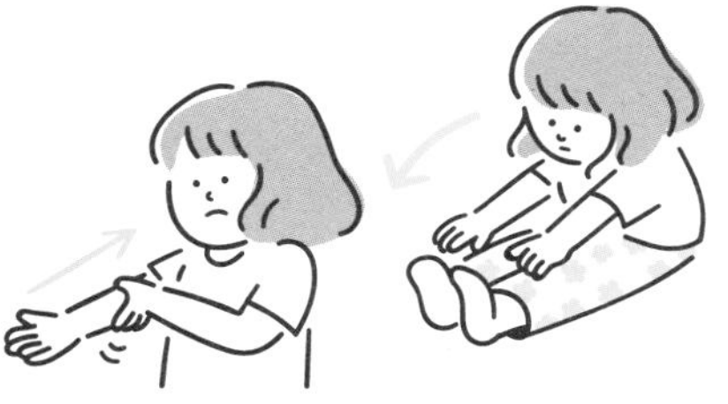

泡完澡，1小时左右入睡就能熟睡

即使泡澡温暖身体，但如果穿得很薄身体马上会变冷。泡完澡后身体内部的温度在1小时左右慢慢下降，所以可以很快入睡。

早晨晒日光浴

早晨起来晒日光浴会让生物钟重置，能够清醒地醒过来。因此晚上会分泌促进睡眠的激素——褪黑素，进入熟睡状态。

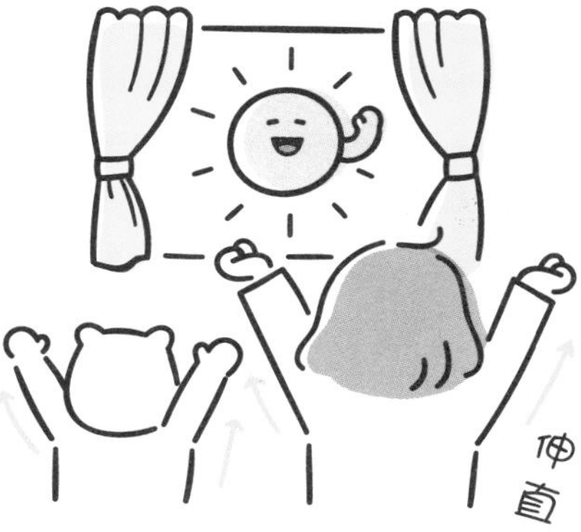

不要在入睡前才开始加热或整夜都在加热

生活不规律会导致失眠，首先要重新审视自己的生活节奏。生活节奏的调整要从早晨开始。早晨好好起床，晒晒日光浴，生活节奏自然就规律了。

入睡前，身体会通过扩张手脚或皮肤表面的血管来散热，降低体内温度才能进入睡眠状态。健康的人这个降温的过程非常顺畅。但是体寒的人这种节奏就会被打乱，经常会有入睡困难，睡不踏实的烦恼。

熟睡的秘诀就是在入睡前降低体内的温度。内部体温升高多少就会下降多少，所以在入睡前1小时左右泡澡是最合适的。

另外，推荐用电热毯或热水袋提前把床捂热。但是如果睡觉时还保持高体温的话，是很难进入深睡眠的。入睡之前要关掉电热毯开关。潮湿的被褥也会让身体寒冷，所以要频繁晒被子，保持干燥。

成年女性的寒冷场景⑩

乘坐极寒 & 极干燥的航班着陆时感觉寒冷

推荐给这样的人

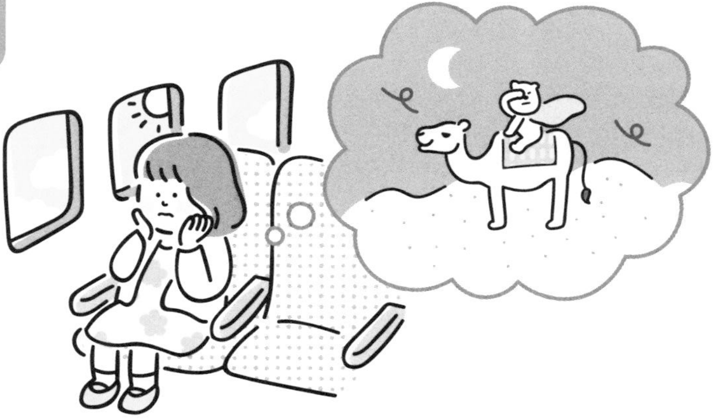

飞机上寒冷和干燥，就好像在沙漠中度过了一夜一样

要点

- 用纺织物或毛毯防寒保暖
- 脱鞋，换上厚袜子 + 拖鞋
- 戴口罩预防寒冷 & 干燥

战胜飞行的 7 个神技

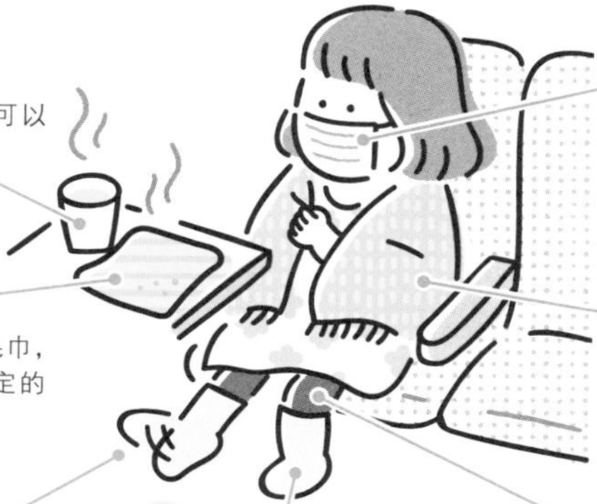

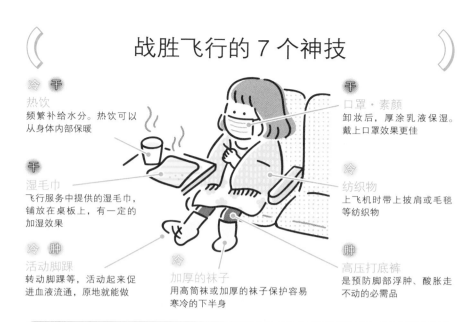

冷 干

热饮

频繁补给水分。热饮可以从身体内部保暖

干

口罩・素颜

卸妆后，厚涂乳液保湿。戴上口罩效果更佳

干

湿毛巾

飞行服务中提供的湿毛巾，铺放在桌板上，有一定的加湿效果

冷

纺织物

上飞机时带上披肩或毛毯等纺织物

冷 肿

活动脚踝

转动脚踝等，活动起来促进血液流通，原地就能做

冷

加厚的袜子

用高筒袜或加厚的袜子保护容易寒冷的下半身

肿

高压打底裤

是预防脚部浮肿、酸胀走不动的必需品

冷……寒冷	干……干燥	肿……浮肿
飞机内空调冷风较强，并且空气干燥，更容易感觉寒冷。不是冷寒症的人也有必要做好防寒对策	飞机内的湿度控制的非常低。所以，像在沙漠一样干燥	气压变化、寒冷和长时间不活动叠加在一起，引起血流不通畅，面部、手脚很容易浮肿

温度、湿度都不能调节的情况下，带上防寒物件

一般情况下，飞机内的空调冷风较强。尤其是长时间的飞行会加重寒冷＋干燥，什么都不做的话，身体和脚都会冰凉，脸部也会干燥&浮肿，眼下出现黑眼圈……情况非常糟糕！

即使去热带国家旅行，飞机上或室内大部分地方都是比较冷的，所以必须带上外衣、针织衫或披肩等。然后必须在感觉寒冷前，穿外衣或披上披肩等保护身体不受寒。

另外，脸部或脚的浮肿不仅是因为寒冷造成的，气压的改变、长时间坐着不活动也是浮肿的原因之一。频繁去卫生间走动或者活动脚踝会更好。

脚部浮肿厉害的人，在飞机内脱掉鞋子，换上不勒脚的凉鞋或拖鞋。也推荐穿高压打底裤或者袜子。口罩可以有效预防皮肤干燥，还可以预防鼻咽部的过度干燥。

成年女性的寒冷场景⑪

在住宿的地方，感觉比平时更冷，严重睡眠不足

推荐给这样的人

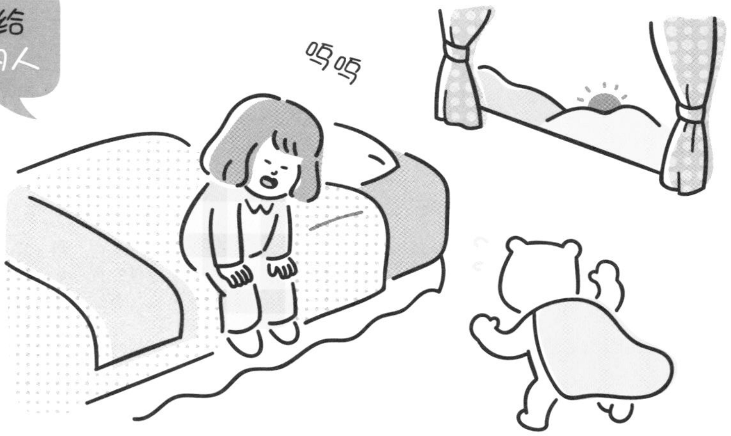

酒店和自己家不一样，很难采取万全的防寒措施

要点

- 不要过度依赖空调，使用即用热水袋
- 用加湿器，巧用淋浴
- 把湿毛巾放在枕边

即用热水袋的制作方法

1 水瓶中放入温水

水瓶中放入 40~50℃的温水。热水专用的瓶子放 60℃左右的水也可以

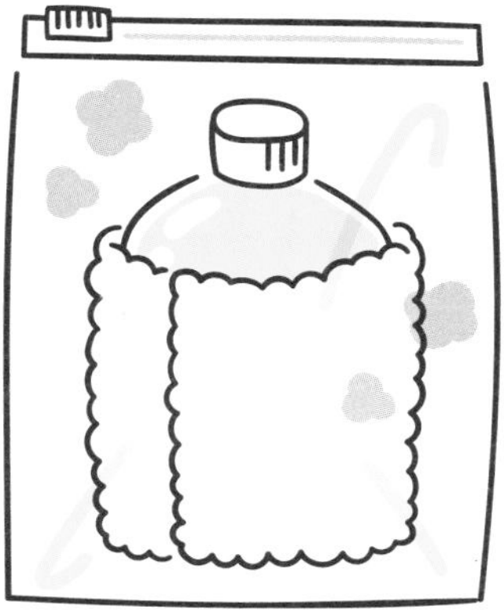

2 用热毛巾包住

用热水浸湿毛巾，注意烫伤的同时，用力拧干再包住瓶子

3 用塑料袋封住

为了防止衣服被浸湿，请放进塑料袋内。自己携带密封袋会更方便

! 小心烫伤!

暖水袋会自然冷却，所以烫伤的可能性较少，但是最开始放入的热水温度过高的话，就要小心了。一定要注意水温。

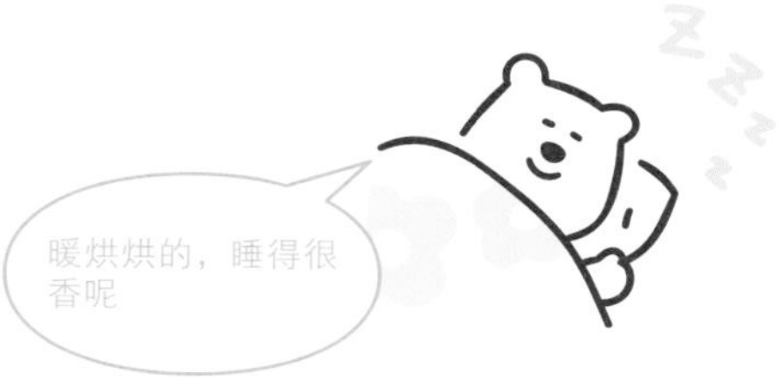

湿度低的话，会感觉更冷

在酒店等住宿的地方使用的暖气设备，通常空调是主流。因为冷而一直使用的话，室内空气会变干燥，这一点要注意了。如果很在意寒冷，可以申请加一层被子或者用即用热水袋来取暖。

密封性好的酒店也难免会有寒气进入，所以一定要拉好窗帘。

即使是同样的房间，湿度高的话就不容易感到寒冷。最近很多经济型酒店也在客房内配备了加湿器，如果没有配备的话，也可以向前台申请租赁一台加湿器。

对于用了加湿器还是感觉干燥的人，打开浴室的门，放高花洒的位置放热水试一试吧。冒出来的水蒸气都可以把西服的褶皱烫平。另外，推荐睡觉前在床头柜铺上浸湿的毛巾。

成年女性的寒冷场景⑫

月经期间感觉寒冷引起小腹痛，恶心

推荐给这样的人

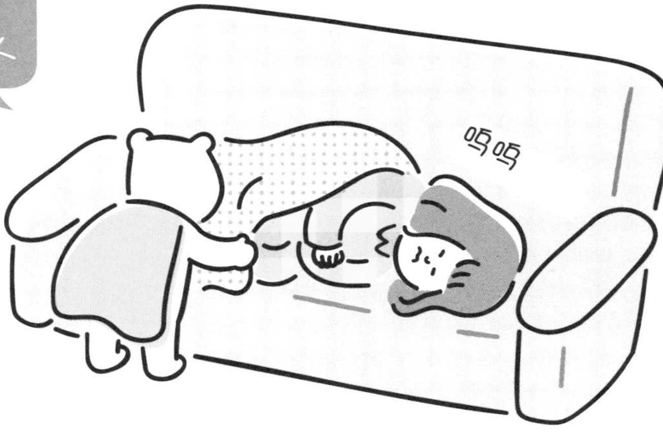

一到月经期就经常冷，肚子痛

要点

- 月经期前，体温骤然下降
- 提高体温，维持水分的激素减少
- 将热量与血液和水分一起散出体外

体温随月经周期而改变

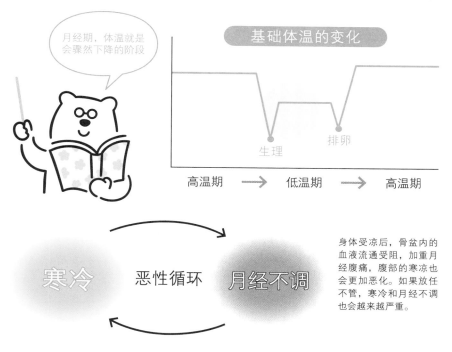

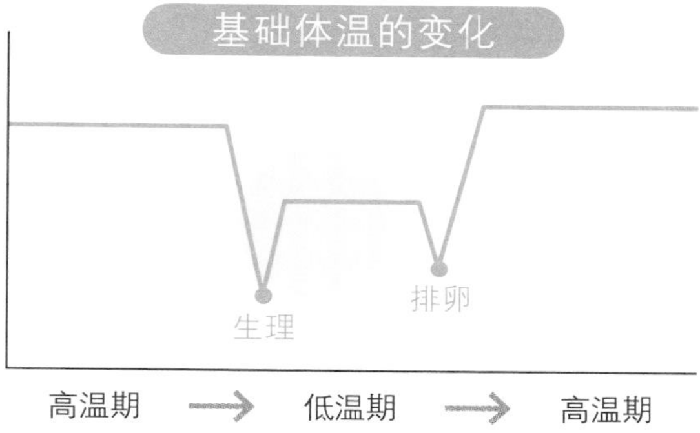

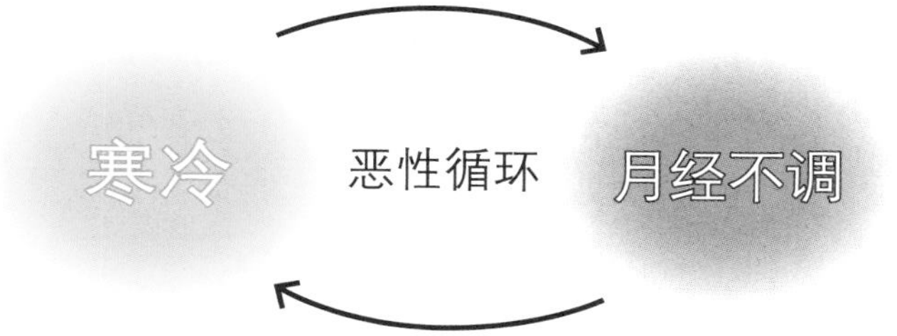

身体受凉后，骨盆内的血液流通受阻，加重月经腹痛，腹部的寒凉也会更加恶化。如果放任不管，寒冷和月经不调也会越来越严重。

寒冷和雌性激素密切相关

身体受寒后，子宫和卵巢的血液流通会变差，雌性激素分泌紊乱，就会出现各式各样的月经不调的症状。

雌性激素会随基础体温的改变而改变。健康的人，从排卵日到月经前都处于高温期，进入月经期开始体温突然下降。然后一直到下一次排卵日都处于低温期。月经期间，因为维持水分的激素减少，不仅是寒冷、腹泻和疲倦感，月经痛也会随之而来。

再加上月经期出血会带走一部分热量。并且，在激素影响下月经前积攒的水分会在月经期间随大小便一同排出，热量也会随之散发。

因此，月经期多种原因叠加导致寒冷，所以更需要做好防寒保暖的对策。

成年女性祛寒月经周期护理❶

38℃温水浴
给子宫温灸按摩

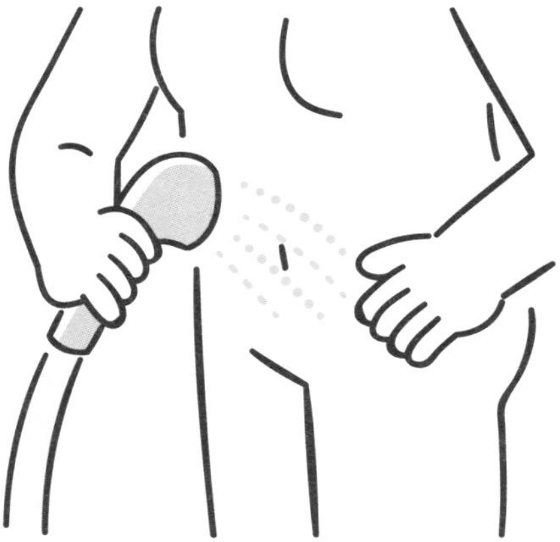

用 38℃左右的温水，像画圈一样来回在肚脐下，有子宫的下腹部淋浴 3 分钟左右

温暖功效

用热水冲洗腹部，直接加热保暖

按摩功效

淋浴的水压刺激，促进血液循环

月经期可以淋浴，月经过后再泡澡

月经期不管怎样都会冷，有的人甚至感觉浑身发冷。对于这样的人，我推荐的是淋浴温灸。

直接用温水冲洗寒凉的腹部加热，淋浴的水压刺激，也会促进血液循环。具有双重的加热功效。

以肚脐下子宫附近为中心，用38~40℃左右的温水，像画圈一样来回冲洗，会缓解难熬的月经痛。

月经前因为植物神经紊乱，有的女性会感觉到寒冷或心情烦躁。这个时候也要积极温暖腹部和腰部。

月经期过后是改善寒凉体质的关键。全身一直到肩部都要充分坐浴，改善血液循环，促进雌性激素的分泌。

温水浴会让副交感神经活跃，扩张末端血管，血液循环更加通畅。

吃热汤豆腐 把热送进身体里

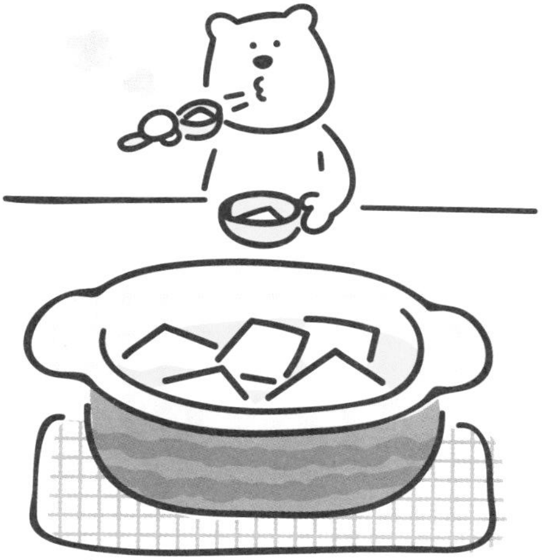

用食物补充身体散出的热量。豆腐富含对女性有好的异黄酮

温热的食物

用温热的食物或热饮，从身体内部补给热量

大豆制品

促进血液循环，含有与雌性激素作用相似的大豆异黄酮

大豆中含有与雌性激素作用相似的成分

月经期，热量会随着血液和水分流失，用食物补给热量是不错的选择。虽然食用温热的食物或喝热饮就会立竿见影，如果选择既能暖身又能改善血液循环的食材，效果会加倍。

比如大豆中含有与雌性激素作用相似的成分异黄酮。

异黄酮具有改善血液循环、促进皮肤新陈代谢、强身健骨、调节植物神经等很多对身体有益的作用。

大豆直接煮熟食用也可以，但是食用豆腐、豆乳、纳豆等加工后的食品，更有助于异黄酮的吸收。比起凉拌豆腐，更推荐食用热汤豆腐。

另外还有牛油果、南瓜、花生等富含维生素E的食物，也具有促进血液循环的作用。

成年女性祛寒月经周期护❸

微动作矫正骨盆，使月经周期正常

月经前 2~3 天
脚踝向外侧旋转

月经期
不旋转脚踝，静静呼吸

月经后 3~5 天
脚踝向内侧旋转

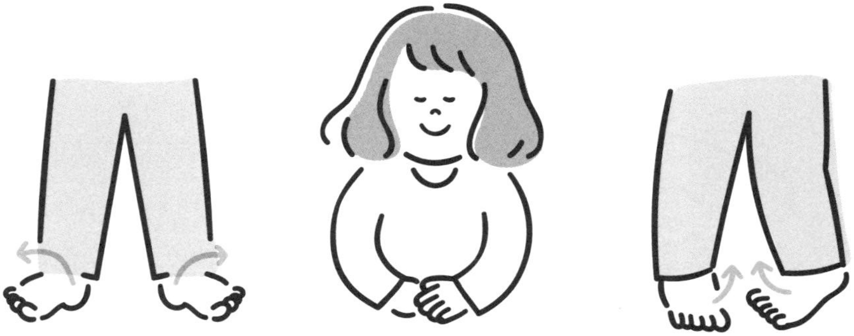

仰卧，打开双腿与肩同宽，全身放松

通过脚踝，辅助骨盆的开合周期

就像根据月经周期变化，体温也随之改变一样，骨盆也有一定的开合周期，时而松时而紧。

月经开始前几天开始，骨盆开始慢慢松动，进入月经期骨盆就会打开排出血液。月经结束后又会慢慢紧闭。

如果人为辅助骨盆的这种变化，月经前、月经期、月经后都会愉快的度过。在这里推荐的是，大家都可以轻松做的旋转脚踝。

旋转脚踝的方法是仰卧，伸直脚后跟到膝盖，慢慢旋转脚踝。通过旋转脚踝，可以带动脚踝、膝盖、腰部，进而影响到骨盆。

月经前，脚踝向外侧旋转，辅助骨盆打开。月经后，脚踝向内测旋转，帮助骨盆向中心收紧。月经期和妊娠期不要旋转脚踝。

按压三阴交穴，改善女性特有症状

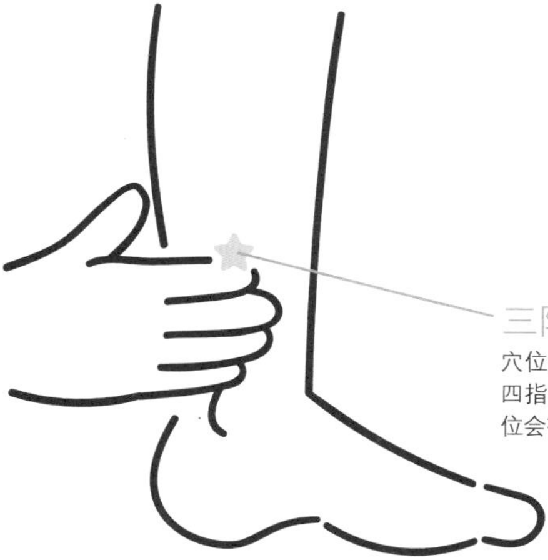

按压穴位的方法

按压穴位5秒钟/3次，双腿都要按压。按摩穴位周围或热敷也有效果。

可以缓解寒冷、月经不调、月经痛、头痛等症状

在中医学中，为了调理身体会刺激穴位。穴位是人体运行气血的通道（经络）中的关键部位。通过刺激穴位可以改善气血的运行，进而改善月经不调。气血的运行通道有2种，阳经和阴经，容易气血郁滞的是阴经。

月经痛和月经不调都属于妇科类的问题，对于消除头痛和寒冷等大多数女性苦恼的问题，最有效的穴位就是三阴交穴。由于肝经、肾经、脾经三条阴经交汇于此，所以命名为三阴交穴。

三阴交穴位于足内踝尖上，向上四指并拢宽的距离。穴位的位置不太容易判断，相比之下，穴位点与周围相比略微凹陷，触感柔软，按压穴位会有微痛感的地方就是穴位。如果判断不了穴位的位置，按摩穴位周围或热敷也有效果。

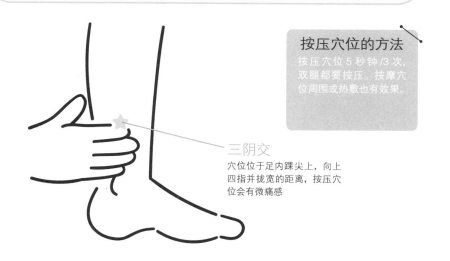

第2章

根据身体不同部位，逐渐升温的方法推荐

每个人被寒冷困扰的部位各有不同。

在第 2 章，主要根据重点想要祛寒的部位，

介绍如何简单 & 有效祛寒保暖的技巧。

局部变暖后，酸痛或疼痛也会变轻松。

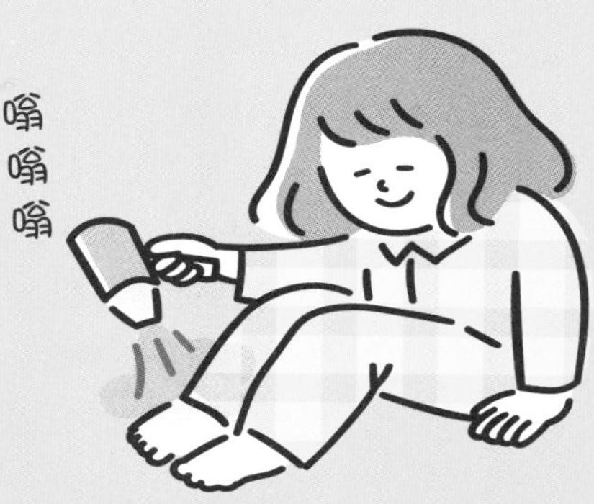

身体寒冷后，热量向身体中心聚集

问 为什么手脚容易寒冷？

答 是想要保护身体的表现

体内发生的事情

身体感到寒冷 ▶ 生命活动出现危机！▶

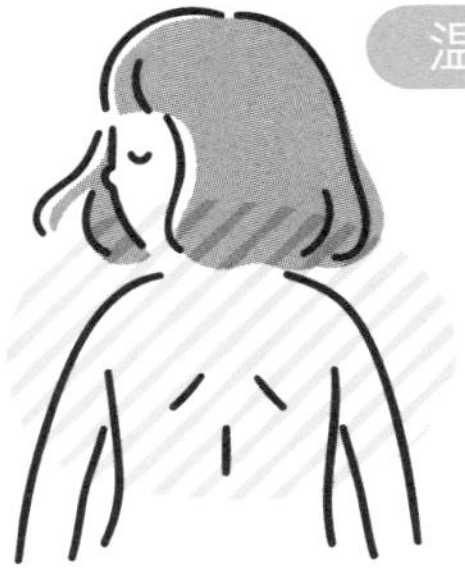

温度传感神经察觉

人体感受寒热的温度传感神经集中在从颈部到肩胛骨、上臂的位置，这个部位感到寒冷的瞬间，身体已经开始变冷了。并且一旦身体受寒，就很难再温暖起来了。

内脏组织受寒后，身体会判定为“危险的状态！”

如果穿着比较少的衣服，腹部受寒的话，胃肠中的血液流通会变差，功能也会降低。

胃肠是消化吸收食物的重要场所，食物也是人体产生热量的重要来源之一。并且在胃肠周围还有肝脏和肾脏等，都是维持生命不可欠缺的重要器官。

腹部周围受寒后，身体会认为“不好了，现在是危险状态”！然后会输送全身的血液聚集到腹部周围。所以身体的四肢末端血液减少，引起手脚的寒冷。

假如在雪山遇难，手指、鼻头、耳朵等会冻伤。这是因为身体会牺牲掉与维持生命无关紧要的末端器官组织，从而保护重要

保护脑、心脏、肝脏、肾脏等

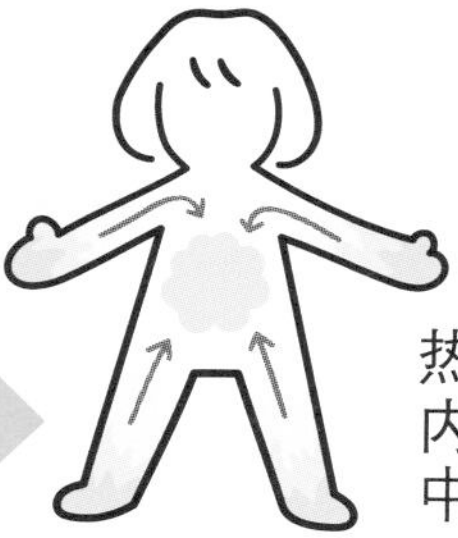

热量（血液）向有内脏组织的身体中心聚集

从手脚末端开始变冷

生命活动中重要的脏器

脑	思维、活动等，控制身体的全部。脑部活动需要大量的供血。
心脏	365 天 24 小时一直不停歇地向全身输送血液。
肝脏	肝脏被称为人体的“化学工厂”，特别是在脏器中产生的热量最多。

血液不能流通到四肢末端

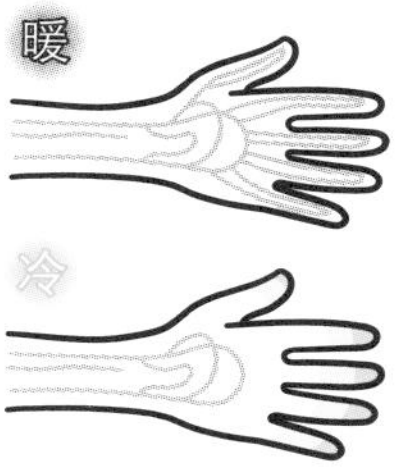

感觉冰凉、寒冷时，身体会优先将血液输送至脑、心脏、肝脏等重要部位。因此手脚等末端血液流通变差，出现局部的寒冷。

内脏组织，这是生物保全自己的基本功能。

冷寒症的人，首先要温暖腹部

腹部受寒后，身体会输送全身的血液到身体中心部位，所以四肢末端会寒冷。相反，只要提前温暖腹部不受寒，那么也可以预防手脚变冷。特别是冷寒症的人，无论如何也要注意腹部不受寒。

腹部周围等身体中心部位做好保暖后，接下来需要注意的是颈部周围等有温度传感神经的部位。

因为这样的部位感受到寒冷后，身体就会开始向身体中心部位聚集血液，手脚才会感觉寒冷。身体一旦受寒后，就很难再温暖起来了。所以，在感到寒冷之前就做好保暖措施是非常重要的。

根据需要，要好好保护容易寒冷的手部和脚部。

暖身部位 1

腹部受寒，全身都冷

温暖你的腹部

促进全身腹部循环，提高免疫力

- 容易患病
- 四肢末端和全身都寒冷
- 陷入寒冷的恶性循环

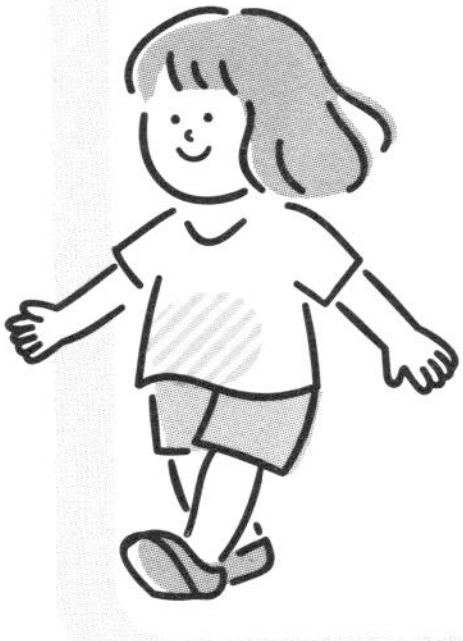

这些穴位可以唤醒怕冷的胃肠

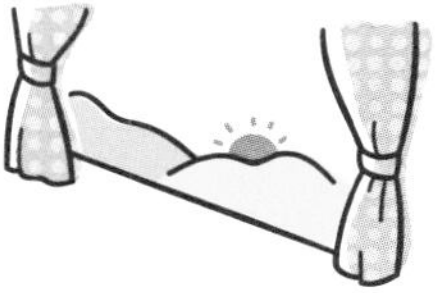

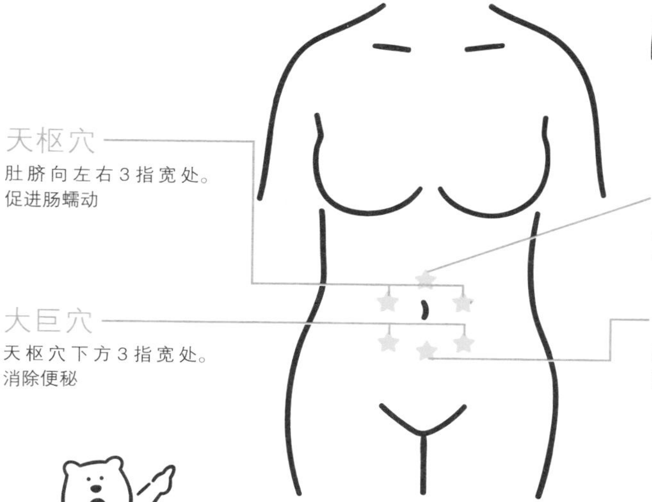

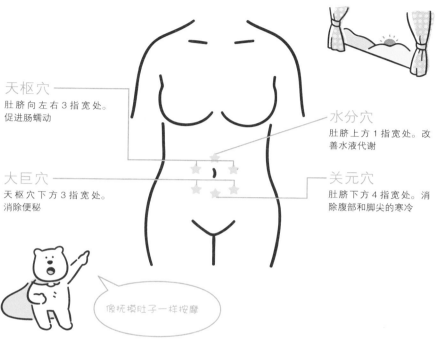

天枢穴
肚脐向左右3指宽处。
促进肠蠕动
水分穴
肚脐上方1指宽处。改善水液代谢
大巨穴
天枢穴下方3指宽处。
消除便秘
关元穴
肚脐下方4指宽处。消除腹部和脚尖的寒冷

像抚摸肚子一样按摩

按压穴位，温暖腹部，全身暖洋洋＆精力充沛

腹部寒冷会影响到全身。腹部受凉，首先受到不良影响的是胃肠。

胃肠功能下降时，容易出现食欲减退、胃痛、食积、烧心等症状。不能吃=产生热量的原料不足。即使摄入了足够的食物，由于胃肠寒冷，消化吸收的能力下降，依旧不能产生足够的热量。也就是说，如果腹部寒冷，就会越来越冷。

能够保护身体不患病的免疫细胞，大约有60%来自于腹部=肠道。所以肠道受寒后，不仅引起腹泻或便秘，还容易感冒，更容易引起过敏反应。

腹部周围有很多重要的穴位。按压穴位或按摩腹部，全身都会暖洋洋&精力充沛。

暖身部位②

腰部受寒，会引起功能紊乱

温暖你的腰部

调整植物神经，内脏的功能变好

- 植物神经通过的脊柱也会经过腰部
- 重要的脏腑器官集中在腰部
- 支撑身体 & 健康的要点

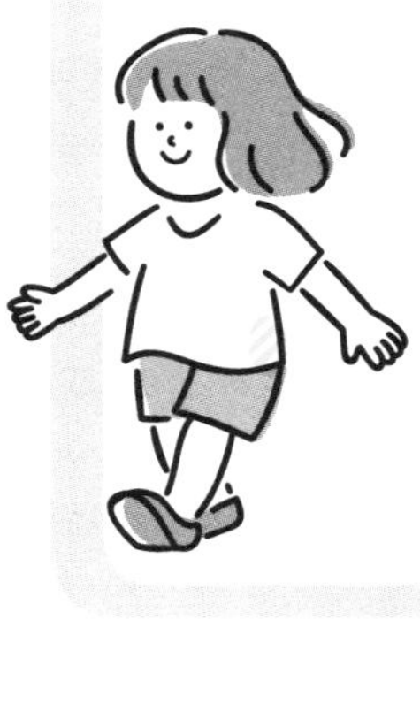

用干毛巾从衣服外面摩擦

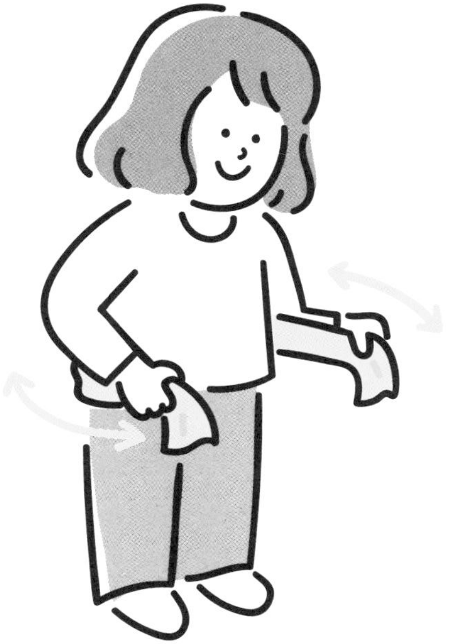

❶ 准备毛巾

准备好长一点的毛巾，卷成细长状，绕到腰部后面拿好

❷ 摩擦腰部

左右手交替向前拉，轻轻摩擦腰部进行刺激

! 注意不要用力过猛

强烈刺激的话，会有伤害皮肤的可能。从衣服上面轻轻摩擦就可以了。选择柔软的毛巾会更放心。

用干毛巾摩擦，调整植物神经，温暖身体

腰字由月和要组成，月代表身体，也就是说，腰是身体的重要部位。是连接并支撑上半身和下半身的重要部分。

腰部周围有脊柱和植物神经通过。另外，可以排出体内代谢废物的肾脏、与营养吸收和免疫相关的肠道、生殖器官子宫等，重要的内脏都集中在腰部。

如此重要的部位受寒的话，不用说对内脏功能的影响，对植物神经的功能和平衡也会造成不良影响。相反，温暖腰部，就像温暖腹部一样，可以改善身体内部的寒冷，从内而外变得精力充沛。可以有效预防&改善腰痛。保护腰部不受寒的方法有很多，在这里推荐用干毛巾摩擦腰部的方法。干毛巾具有促进血液循环的作用，刺激皮肤可以提高免疫力，也具有调节植物神经的作用。

暖身部位 3

臀部保暖，内脏血流更加通畅

温暖你的臀部

改善腹泻、便秘、尿频、腰痛、痔疮、月经不调、月经痛等下半身的症状

- 但是，肛周的血流丰富
- 臀部脂肪较多，所以感觉凉飕飕的

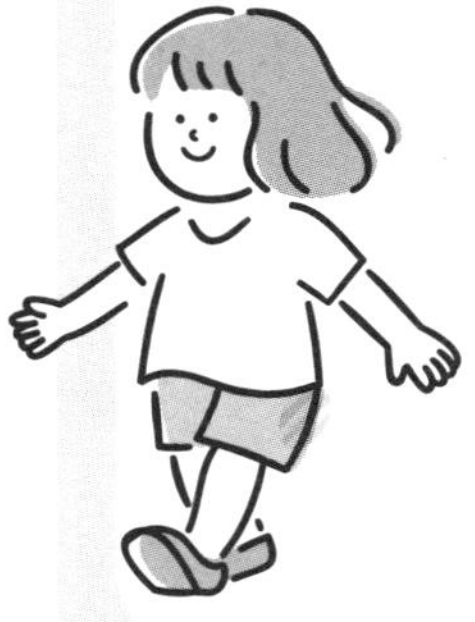

刺激手部的反射区来温暖臀部

手背

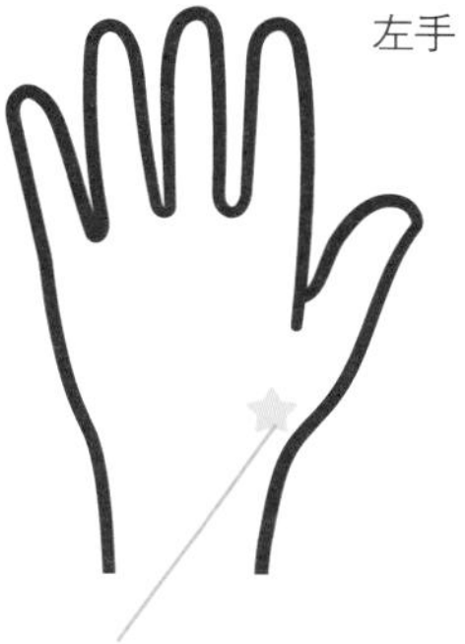

肛门的反射区

在左手手背上，沿着大拇指的轮廓向手与手踝连接处，突起的骨头附近

问 反射区是什么？

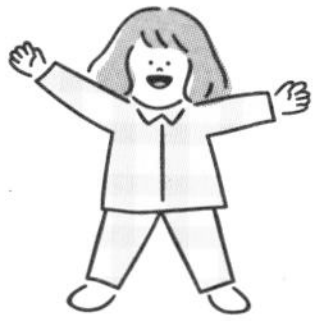

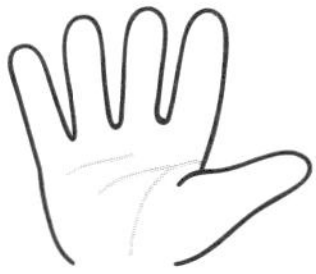

反射区是手脚连接各个器官或内脏的神经末梢集中的区域。从头顶到脚尖，身体所有的部位都会在手脚有相应的反射区。例如，刺激在手或者脚上的胃的反射区，这种刺激会反射到真正的胃，胃的活动也会活跃起来。通过刺激反射区，使身体产生自愈能力的治疗方法称为反射疗法。

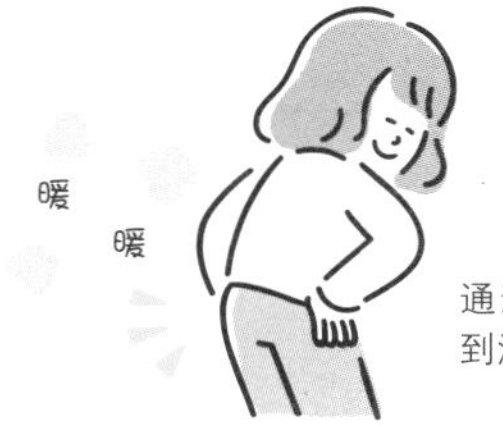

通过反射疗法，达到温暖臀部的目的

脂肪较多的臀部一定会感觉凉飕飕

触摸臀部时，总有凉飕飕的的感觉，那是因为臀部含有较多的脂肪，起到缓冲的作用。脂肪中的血管很少，不能传送热量，所以感觉凉是正常的。并不是臀部凉就表示身体受寒了。

但是，肛周就另当别论了。肛门周围聚集了很多血管，是血液流通丰富的部位。所以促进肛周的血液流通，可以改善胃肠、子宫、膀胱等内脏的血流，从而达到温暖的作用。但是，当人们坐下时，上半身的重量会压迫肛门，是一个容易造成血液滞留的部位。如果肛门的血流不畅，也会导致痔疮的形成。

办公室工作等需要久坐的人、下半身寒冷难熬的人，请改善肛周的血流状态，温暖全身。也推荐给想要改善腹泻、便秘、尿频、腰痛、痔疮、月经不调、月经痛等有下半身症状的人。

暖身部位 4

减少颈部寒气，气色变好&清爽小脸

温暖你的颈部

面色红润、容光焕发、神清气爽，也可以改善头痛等

- 对寒冷敏感的地方会引起肩周炎和颈部酸痛
- 因为颈部有粗血管，所以颈部寒冷会导致全身都冷
- 经常暴露在外面的颈部容易寒冷

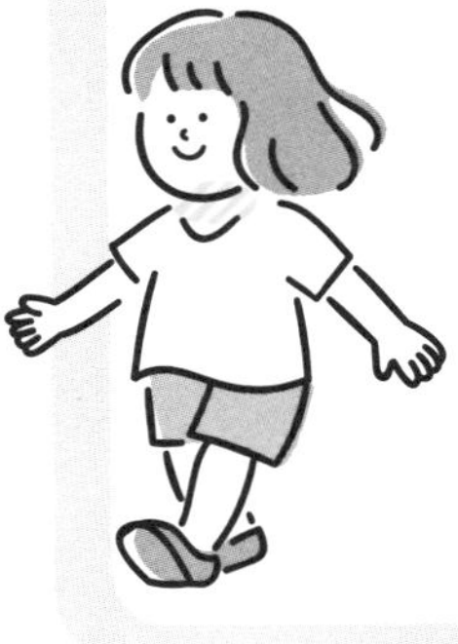

适度拉扯耳朵会促进颈部血液循环

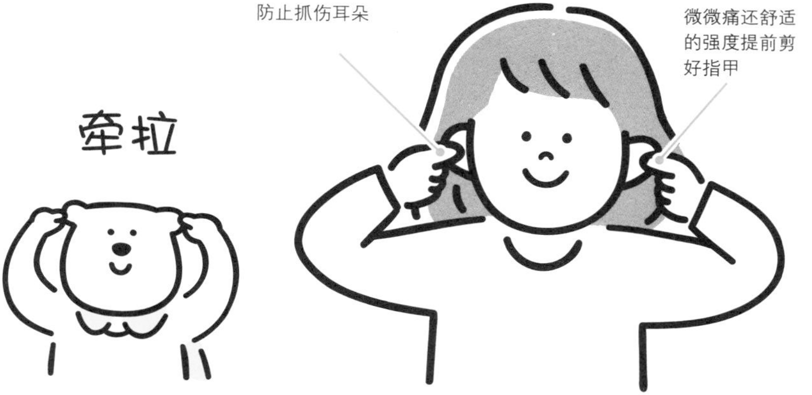

防止抓伤耳朵
微微痛还舒适的强度提前剪好指甲
牵拉

方法

① 将食指插入耳孔旁的凹陷处

② 把大拇指放在耳朵后面，捏住

③ 把耳垂轻轻向外拉

对寒冷敏感的颈部是有效的保暖部位

经常暴露在外面的颈部容易寒冷。另外，因为颈部有粗血管，也具有感知温度的传感神经，所以颈部寒冷会导致全身都冷。

所以冬天用围巾或脖套，夏天用披巾等保护颈部不受寒是非常关键的。肩周炎或颈部酸痛的人，很有可能是因为颈部受寒导致血流不通畅引起的。

颈部对寒冷敏感，同时也是有效的保暖要点。通过温暖有粗血管通过的颈部周围，就可以有效缓解全身的寒冷。颈部周围的血液流通变好后，可以明显改善肩周炎、颈部酸痛、头痛等。并且面色会容光焕发，浮肿减轻，变得神清气爽！

推荐的方法是刺激耳朵。只要拉扯耳垂就能改善颈部周围的血液流通，请大家试一试。

暖身部位 5

肩部保暖，血流通畅&更加放松

温暖你的肩部

变得不容易感到寒冷。
可以放松自己

- 活动肩部，可以产生充分的热量
- 保护好有温度传感神经的（从颈部）肩部周围不受寒

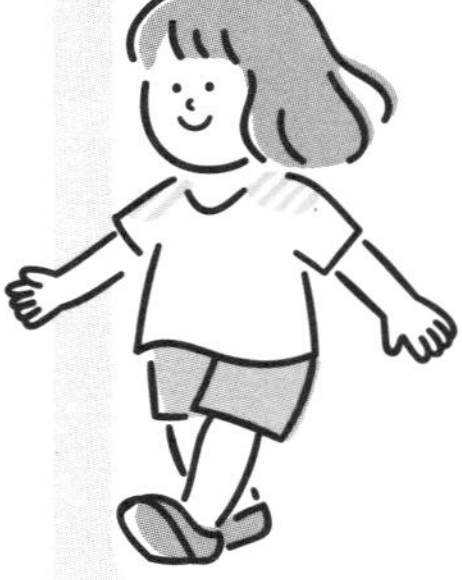

放松容易僵硬的肩部肌肉

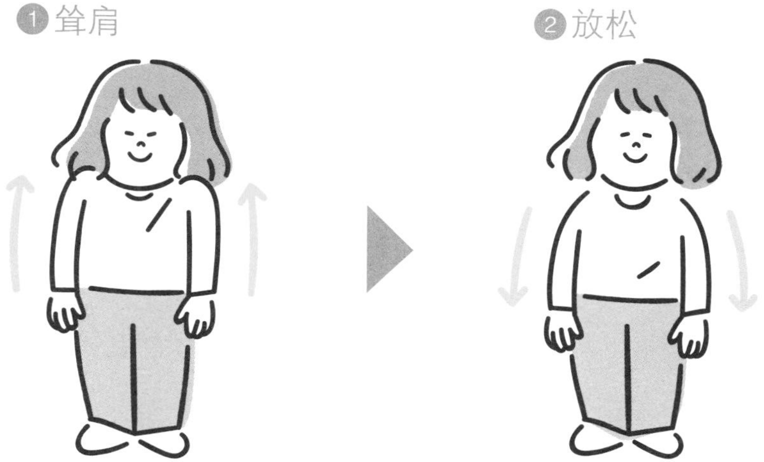

挺直腰背，站立，耸肩

吸一口气后，一边吐气，一边放松力量，放下双肩

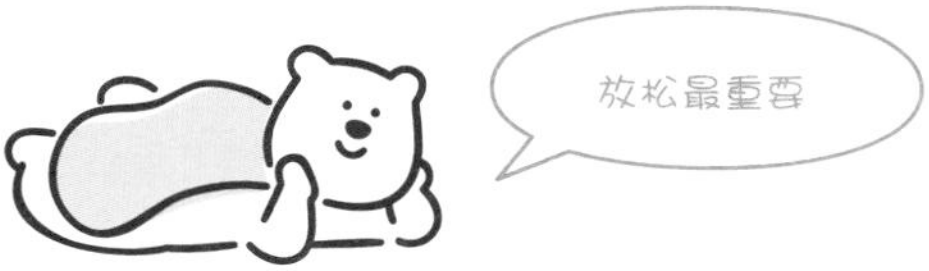

有温度传感神经的肩部是抗寒对策的重要部位

从颈部到肩胛骨以及上臂，都具有感知寒热的温度传感神经。所以预防&消除寒冷时，首先要温暖颈部、肩部和上臂这几个重点部位。

为了保护肩部不受寒，不仅要披上披肩或穿上外衣等，从外侧做好保暖措施，自己生产热量也非常重要。方法很简单，上下耸肩即可。因为不需要道具和场所，所以只要对寒冷产生担心时，不论在办公室还是在电车中随时随地都能做。

活动肩部=活动上半身较大的肌肉，可以产生很多的热量，让上半身暖洋洋的。另外，双肩用力向上提高，一边吐气，一边放松力量，迅速放下双肩，全身都会放松，心情也会舒畅。坐办公室紧绷的肌肉也会得到放松，肩周炎也会缓解。

暖身部位⑥

锻炼大腿肌肉，增加热量

温暖你的大腿肌肉

提高产热的能力，减肥效果也很好

- 有效提高体温的方法是锻炼肌肉
- 全身最大的肌肉

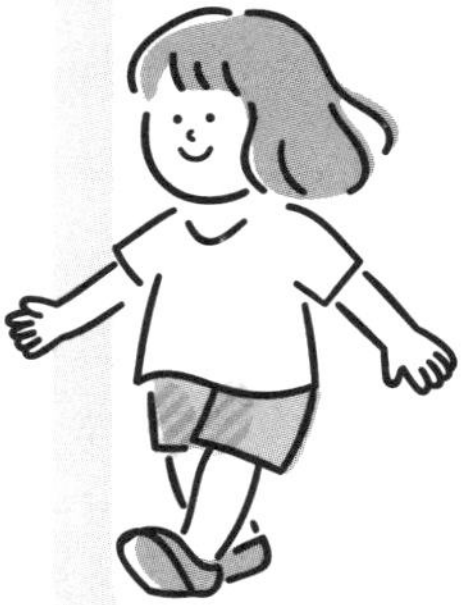

根据身体不同部位逐渐升温的方法推荐

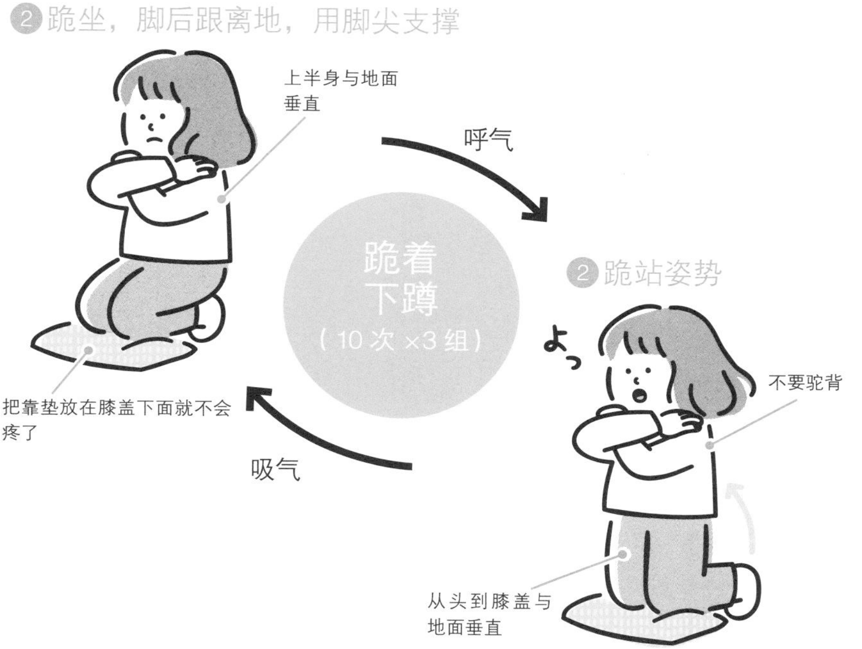

❷ 跪坐，脚后跟离地，用脚尖支撑
上半身与地面垂直
呼气
跪着下蹲（10次×3组）
❷ 跪站姿势
よっ
不要驼背
把靠垫放在膝盖下面就不会疼了
吸气
从头到膝盖与地面垂直

大腿的肌肉是身体上最大的肌肉

最开始就说到，身体产生的热量不足是造成寒冷的原因之一。虽然身体会通过肝脏把从食物中吸取的营养转化为热量，但是每天所需热量的60%来自于肌肉。

大腿的肌肉是身体上最大的肌肉，所以充分活动大腿肌肉有助于消除寒冷。即使这样，对于从来不运动的人来说，突然尝试激烈的运动常常会以失败告终。运动重在坚持，所以选择比较轻松、对身体负担较小的，可以高效率锻炼大腿肌肉的运动方式，尝试一下跪着下蹲的锻炼方式吧。

肌肉量增加后基础代谢也随之增加，静止不动时消耗卡路里的量也会增加，所以减肥效果也很好。在车站或者办公楼，只有上楼时使用楼梯也有很好的效果。推荐充分补充合成肌肉的主要原料蛋白质。

暖身部位 7

减少小腿肌肉的寒气，清爽美腿

- 泵血功能下降是浮肿和寒冷的原因
- 由于寒冷和运动不足，泵血的功能下降
- 像泵一样的作用，将下半身的血液回流心脏

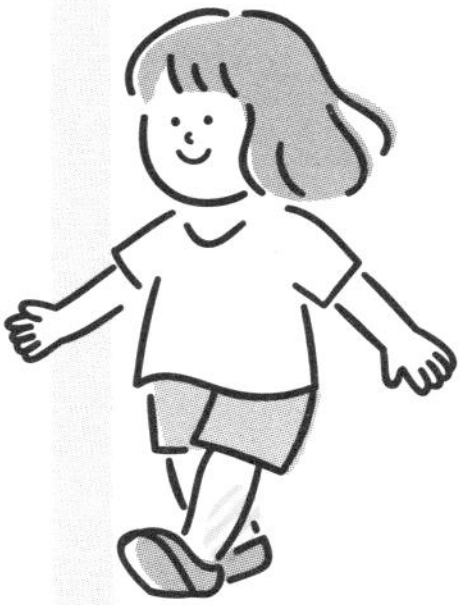

温暖你的小腿肌肉

改善浮肿，可以预防高血压和脑梗塞等血管相关疾病

通过按摩小腿肌肉来放松

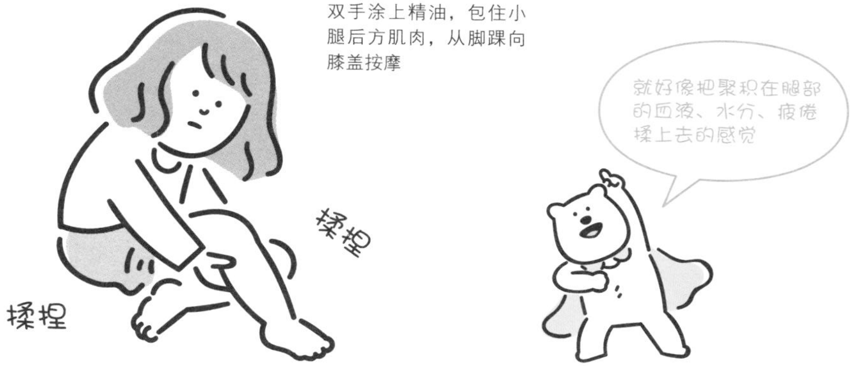
双手涂上精油，包住小腿后方肌肉，从脚踝向膝盖按摩
就好像把聚积在腿部的血液、水分、疲倦揉上去的感觉
揉捏
揉捏

注意这个部位！

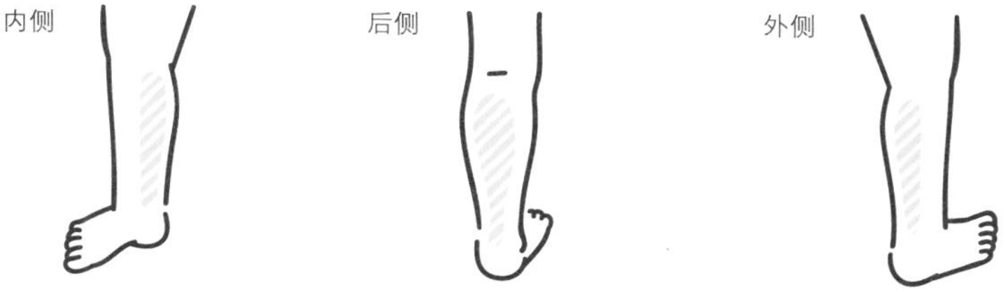

通过按摩改善寒冷和浮肿

血液从心脏通过动脉输送至全身，再通过静脉回流至心脏。但是对于用两条腿站立生活的人类来说，由于重力作用，血液会聚积在下半身。

心脏会将血液输送至全身。但是由于反重力作用，血液回流的力量并不强。因此，小腿肌肉能够辅助聚集在下半身的血液回流至心脏。小腿肌肉被称为“第二心脏”。

小腿肌肉受寒后，心脏回血的“泵”的功能下降。因为血液聚积在下半身，所以血液不能充分输送至全身，进而加重寒冷或引起腿部浮肿。

精油按摩可以有效改善小腿肌肉的寒冷和浮肿。双手涂上精油，首先用较轻的力量按摩，并不是力量越大越有效果。“微微疼痛但舒适”的力量强度刚刚好。

暖身部位 8

脚踝保暖，缓解寒气和月经痛，增加热量

温暖你的脚踝

月经痛等女性特有的烦恼也会变轻松

- 改善血液流通，有可以改善女性特有症状的穴位
- 皮肤下有动脉，所以寒冷容易向全身扩散
- 肌肉和脂肪都少，所以容易寒冷

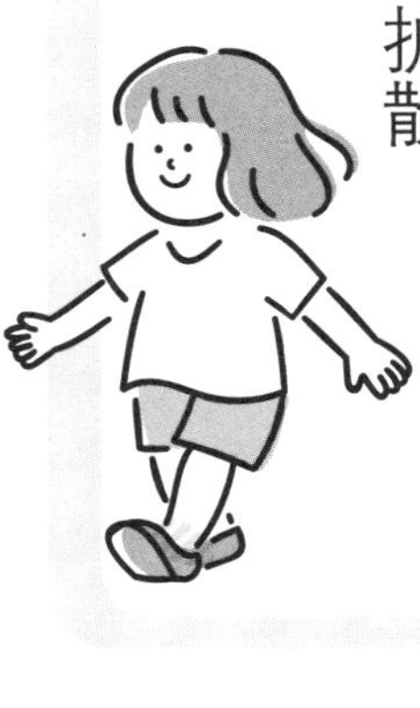

吹风机代替针灸！？

要点

- 电吹风用弱风模式

暖风用最弱的档，轻轻吹暖风加热

- 距离脚踝 10cm 以上

即使用最弱的档，暖风太靠近吹也有烫伤的风险

- 1 分钟左右就停止

即使感觉很温暖，很舒服，经过 1 分钟就要停止，长时间吹暖风会有危险

- 隔着衣服吹也可以

在意皮肤干燥的人可以隔着衣服和袜子吹也可以

！小心烫伤！

感觉烫了就停止。另外，皮肤有伤或有问题时也不可以吹风。为了防止烫伤，不要交给别人，要亲自操作才可以。

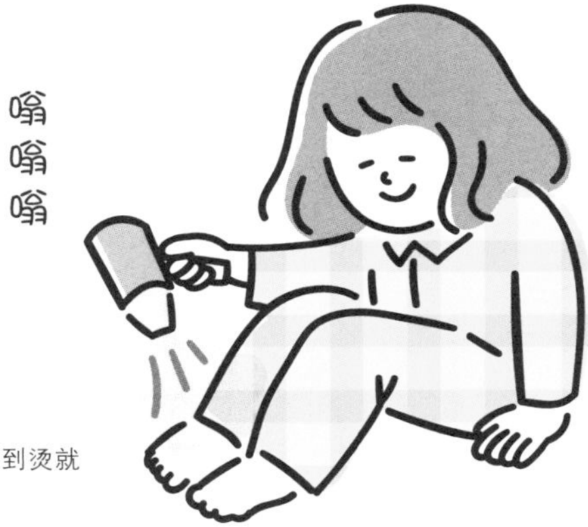

充分加热，感觉到烫就拿开

日常不受寒，保暖加活动

苦于冷寒症的人经常会指定位置说，受不了脚踝的寒冷。

那也是正常的，脚踝附近缺少可以产热的肌肉，也没有能够保温的脂肪。另外，脚踝皮肤下有动脉通过，并且有重要的穴位。所以脚踝受凉后，瞬间就会凉到脚尖。

日常就要注意保暖，选择可以包裹脚踝的长袜（宽松不留皮筋印的）或高筒靴等保护自己。

推荐用吹风机的暖风取暖。只要简单地用吹风机的暖风吹，就会达到与针灸相似的效果。

做足浴、按压脚踝周围的穴位、旋转脚踝、按摩脚踝等促进血液循坏。通过改善脚踝的血液流通，缓解月经痛等。脚踝上也有对女性特有的症状有效果的穴位。

温暖你的脚

容易入睡，睡得香甜

- 聚集了很多可以改善全身血流的穴位
- 脚部寒冷，不能熟睡
- 距离心脏远，血液流通容易变差

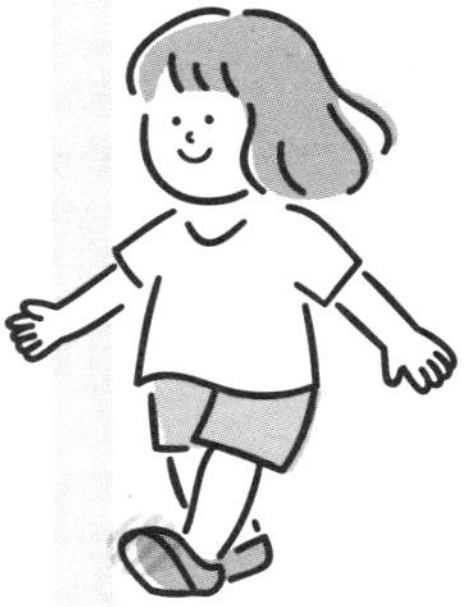

暖身部位 9

脚部保暖，提高睡眠质量

仔细洗脚并按压穴位

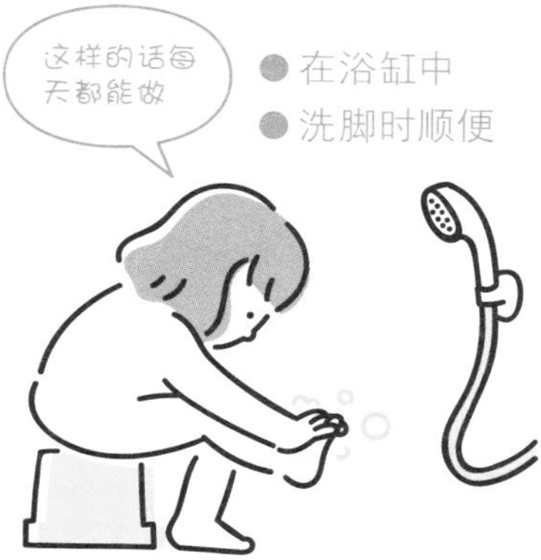

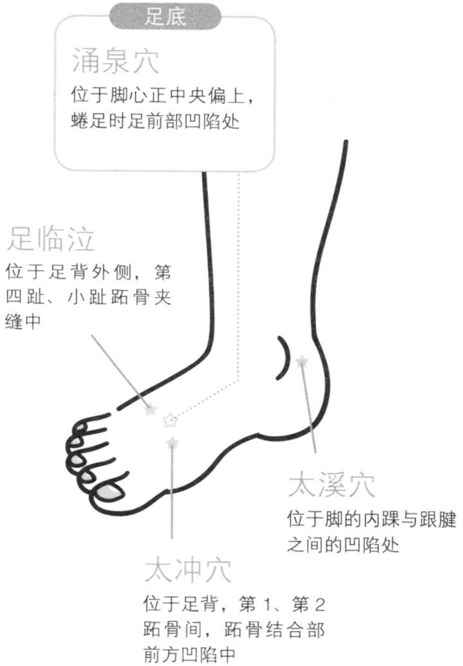

这样的话每天都能做
在浴缸中
洗脚时顺便

足底
涌泉穴
位于脚心正中央偏上，蜷足时足前部凹陷处
足临泣
位于足背外侧，第四趾、小趾跖骨夹缝中
太溪穴
位于脚的内踝与跟腱之间的凹陷处
太冲穴
位于足背，第 1、第 2 跖骨间，跖骨结合部前方凹陷中

按压从脚到脚踝的穴位，改善寒冷的浮肿

脚部有很多重要的穴位，适当刺激穴位可以使全身血液流畅。

脚部聚集了很多可以改善全身血流的穴位

穿袜子脚尖也会感觉冷是末端冷寒症的表现。脚部距离心脏远，血液流通容易变差，应该任何人都有过这样的经历。

脚尖寒冷会导致无法入睡、不能熟睡等睡眠问题。得不到优质睡眠就无法缓解疲劳，出现注意力不集中等症状，白天的表现能力也会下降，还会影响皮肤美容。

改善脚部血液循环，我推荐的是按压刺激脚部的穴位。脚部聚集了很多可以改善全身血流的穴位。按摩脚部时，侧重于按压穴位。从脚背、脚底到脚踝全面按摩，血液和淋巴液的流通变得更加顺畅，也会缓解浮肿。

另外，脚趾甲周围也有改善血液循环的穴位，用手的拇指和食指夹住脚趾根部，用力挤压刺激穴位。

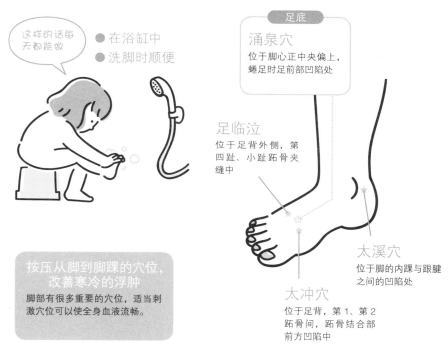

暖身部位⑩

按摩手指保暖，还可以抗干燥

温暖你的手指

可以缓解肩周炎和颈部酸痛

- 不仅仅是手指，从手腕开始温暖
- 距离心脏远，容易寒凉

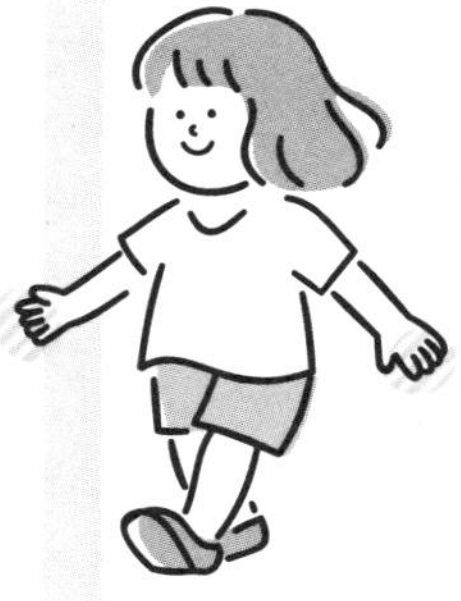

防止干燥的手部按摩

推荐配合使用维生素E

推荐使用含有维生素E成分的护手霜，维生素E具有促进血液循环的作用。大约挤出食指第一关节长度的护手霜后，就开始手部按摩吧。

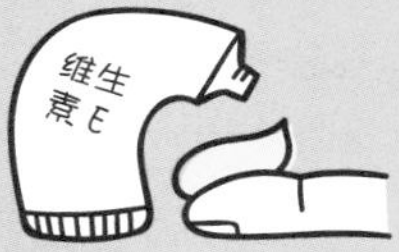

1

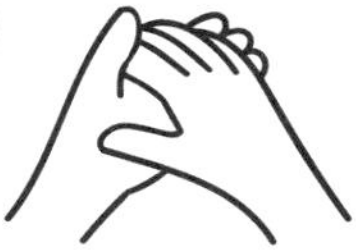

护手霜放到手心，两手包住，加热。

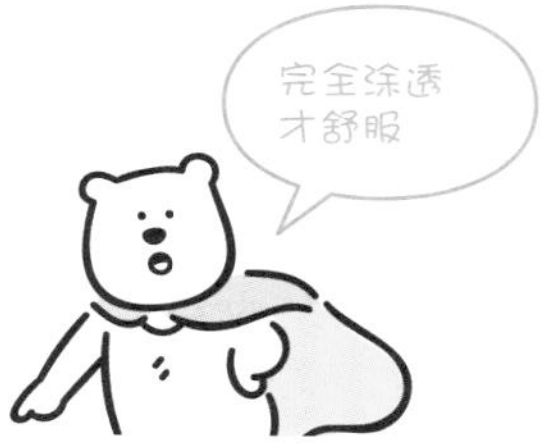

2

像抓住手背一样滑动，全面涂抹

3

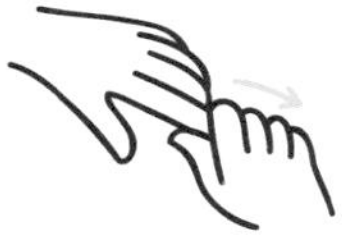

握住手指，一根一根涂抹拉伸

4

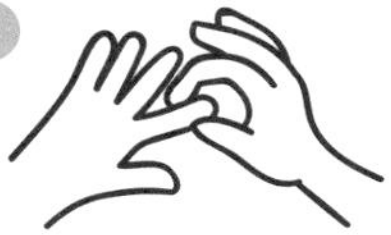

关节处的皱纹及指甲周围也要注意涂抹

5

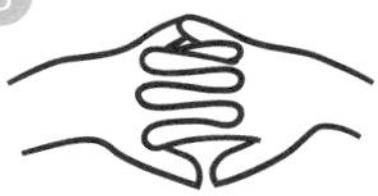

十指相扣，手指之间也要揉搓

6

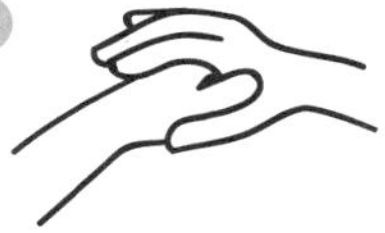

最后刺激容易酸痛的拇指和食指间隙

出门时用手套，同时不要忘了腹部保暖

和脚部一样，手指距离心脏远，也容易寒凉。重要的是在感到寒冷之前要做好防寒措施。所以保护手指不受寒的基本办法就是出门前就戴好手套。

关于手套的款式，比起分指手套，连指手套可以在手套中留有暖空气，所以更保暖。但是分指手套活动起来更方便，所以在款式选择上根据自己的喜好选择就可以。预防寒冷的重点在于保护好颈部、手腕和脚踝，所以最好也选用可以完全包住手腕的手套。

即使是脚部和手指等四肢末端寒冷的情况下，首先也要温暖腹部，来促进全身的血液循环。同时，刺激寒冷的部位也有很好的效果，也可以改善肩周炎和颈部酸痛等症状。

在这里推荐的是可以简单轻松就能做的手部按摩。使用护手霜、乳液或者精油等，也可以同时解决手部干燥的问题。

想要拥有抗寒能力强的身体，深度睡眠是不可或缺的

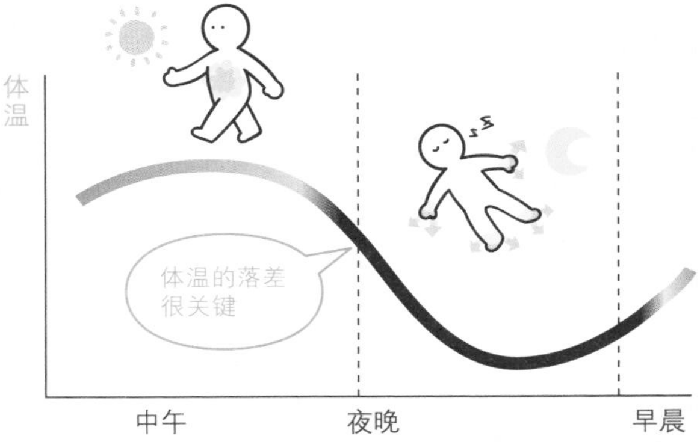

交感神经活跃的话，就无法得到优质的睡眠

为了消除寒冷，拥有优质的睡眠非常重要。健康的人主要在中午活动时产生热量，晚上休息时将热量散出体外，降低深部体温。通过降低深部体温，可以让身心得到休息，也可以熟睡。

但是由于工作等夜间仍处于兴奋状态时，体内的交感神经比较活跃，导致手脚部位的末梢血管收缩，热量无法散出体外。因此，入睡困难。

另外，夜间原本应该是副交感神经活跃，使人体进入放松模式。但是人体感觉寒冷时，交感神经也会变得活跃。所以会出现由于兴奋不能入睡、夜间会睡醒好几次、不能好好休息等问题。

泡澡和选择舒适的寝具帮助你进入香甜的睡眠

通过睡前1小时左右泡澡（参照52页的方法），在睡前提高体温，辅助身体可以顺畅地将热量散出体外。

由于寒冷不能入睡时，巧用热水袋。首先将热水袋放在被子中，最好放在有温度传感神经的肩部能躺下的位置附近，温暖被窝。然后在睡觉时，将热水袋放在脚部附近，就可以进入熟睡状态。如果在地上铺被子的话，再加一层被子。可以在床单下面铺一层毛毯等采取一些措施，有效防止从地上传来的寒气。

在放松、温暖的环境下熟睡

1 穿不紧绷、宽松并且触感好的家居服

束缚身体的、睡觉时不方便翻身的设计和重叠穿法是不可行的。睡觉的时候会出1~2 杯的汗液，所以要选择吸湿性、排湿性、触感好的材料。

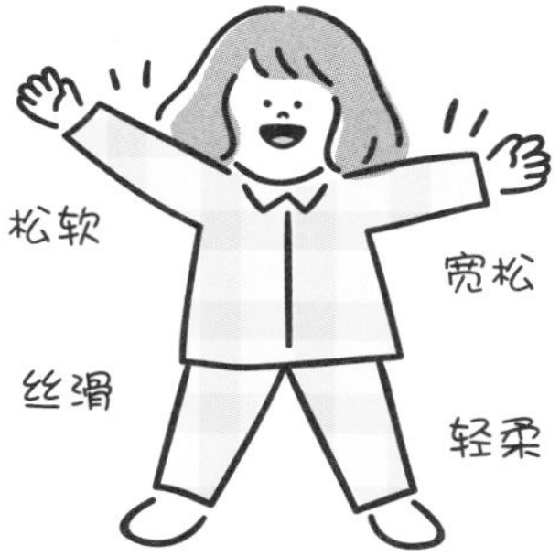

2 被子也要有一点讲究

床单、枕巾是睡眠中一直接触身体的东西，和睡衣一样，选择吸湿性、排湿性、触感好的材料。被褥也要选择透气性好的，需频繁晾晒。

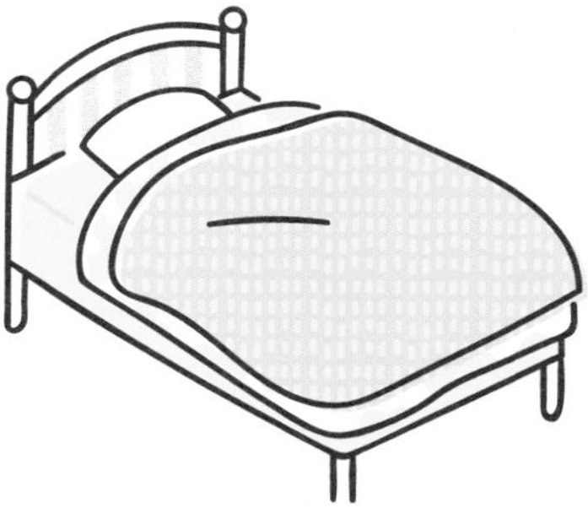

3 用热水袋暖被窝，驱除讨厌的寒冷

熟睡时体温会下降。这时如果一直用电热毯等温暖身体，身体反而会感到疲劳。建议选择在睡觉前保持热度、之后会自然降温的热水袋。

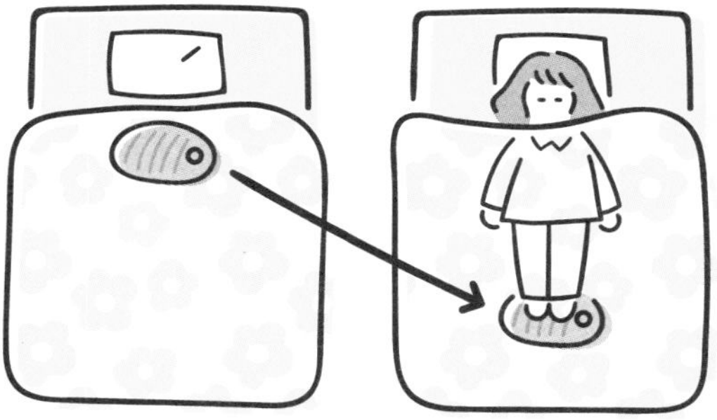

电热毯和暖气设置计时器

使用空调和电热毯的时候，不要一直开着。要设置好计时器，睡着的时候请关闭。

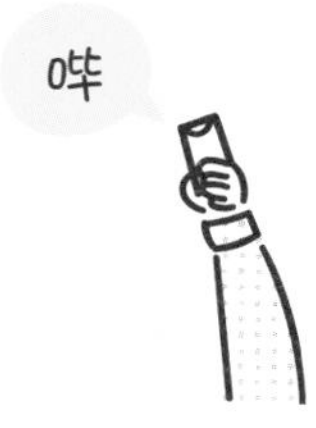

第3章

再提高1℃体温的新习惯

想要驱寒，采取防寒保暖措施的同时，为了产生更多的热量，改善体质也是非常重要的。如果体温上升 1℃，血液流通也会迅速提高！皮肤容光焕发、头发光滑柔顺，还能变身为不容易发胖的瘦人体质。

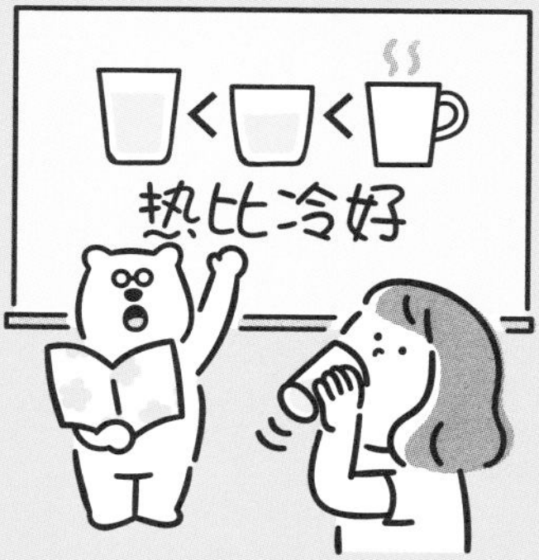

以 36.5℃体温为目标

- 为了活跃体内的化学反应，深部体温维持在 37℃左右
- 体表温度比深部体温略低，体温计测量温度稳定在 36.5℃
- 深部体温低于 35℃属于低温症

要知道，35℃左右是危险信号

不同体温引起的状态

（体表温度）

38.0℃以上	高热状态
36.5℃	健康状态、免疫力功能活跃
36.0℃	为了提高体温，身体震颤
35.5℃	容易发胖、容易老化
35.0℃	免疫力下降，容易患病
34.0℃	低体温症
33.0℃	快要冻死时出现幻觉
30.0℃	意识丧失
29.0℃以下	危及生命

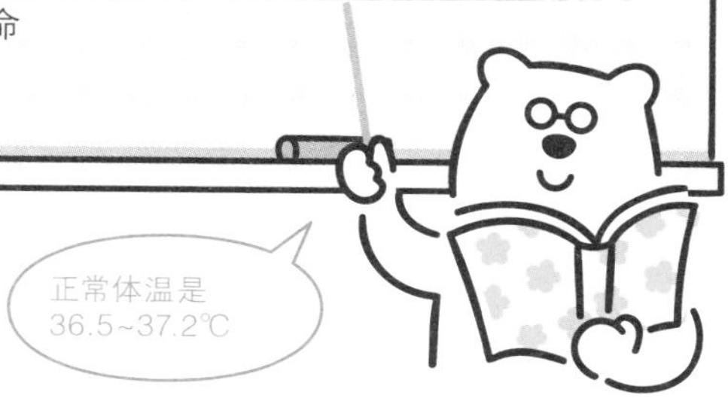

维持深部体温37℃非常重要

代谢，是指将从食物中消化吸收的营养物质或体内储存的营养物质转化为能量或维持生命必需的物质的过程。

例如，呼吸、血液循环、排泄、维持体温等，为了维持生命所必需的活动，全部属于代谢过程=化学反应。最适合这些化学反应的温度是37℃。对于我们人类来说，深部体温维持在37℃，血液循环变好，细胞和各组织充分吸收氧气和营养，代谢过程就会变得活跃。

另外，深部体温在35℃以下的状态称为低体温症。就像在雪山中遇难时，就会出现全身震颤，意识模糊等症状。如果体温继续下降，生命体征都难以维持。所以，体温较低是危险的事情。我们用体温计测量的是体表温度。体表温度比深部体温略低，并不是37℃。尽量将体表温度维持在36.5℃。

起床前测量体温

- 养成早晨在床上测量体温的习惯
- 用舌下测量法测量体温
- 记录体温后，可以掌握月经期和容易受孕的时间等身体的变化规律

用舌下测量法测量基础体温

① 测量时保持安静

早上醒来后，使用放在枕边的体温计，在起床前进行测量。
如果在同一时间测量的话，就会形成标准的测量记录

② 用舌下测量法测量体温

测量的时候，舌头的里面（舌下）夹着体温计。
测定过程中要用鼻子呼吸，不能张开嘴

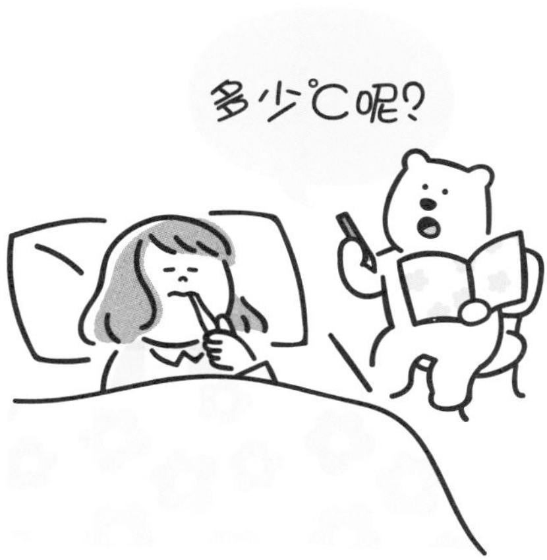
多少℃呢?

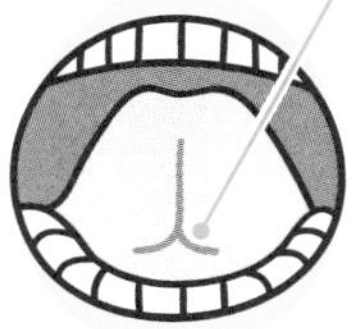
放在这里!
舌下有条纹，把体温计的前端放在条纹根部的旁边。

要点

- 不要活动身体
- 用手支撑体温计
- 记录下来

你知道自己的基础体温吗?

很多人都不知道自己的基础体温，或者只有在身体不舒服时才测量体温吧？所以首先要测量体温，了解自己的基础体温是多少。

测量体温时，请避开吃饭、洗澡、运动后的时间段。对于女性来说，为了掌握自己的身体变化，也建议养成测量体温的习惯。基础体温是指处于安静状态下的体温。所以应该在早上睡醒后，还没有起床活动前，在被窝中测量。

从排卵到来月经的高温期和从月经期结束到下次排卵的低温期，体温相差0.3℃到0.5℃。如果坚持测量体温，你就会发现，下一次来月经的时间和容易受孕的时间，还有是否排卵都能知道的一清二楚。

如果体温一直维持在35℃左右，没有低温期和高温期的体温差，尤其是这样的人，我建议养成在下一页介绍的提高体温的习惯。

上升 1℃!!

周末轻断食让身体清零

- 周末让工作日勤劳工作的胃肠休息
- 颠倒早中晚的膳食平衡
- 调整肠道环境，提高代谢力

【身体清零 周末轻断食的方法】

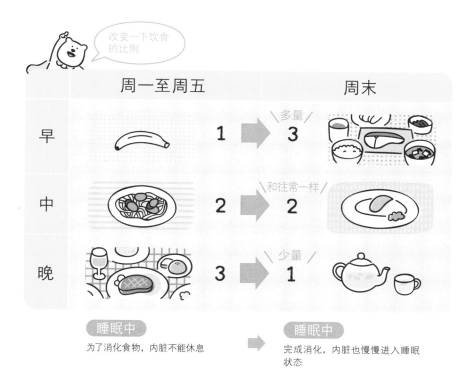

摄入少量晚饭，睡觉时胃肠也可以休息

是不是很多人都是早上吃的少或者不吃早饭，晚饭才是主食的人呢。晚间，而且较晚的时间食入过多食物的话，本应该睡觉休息时，胃肠就会一直工作。但是在工作日时，由于应酬或者工作的事情很难将晚饭推掉。

所以，周末轻断食，可以在周末让胃肠得到充分的休息。只要颠倒早中晚的膳食平衡，肠道环境就可以得到调整，提高代谢水平。

周末可以稍微早起，然后吃营养丰盛的早餐。也可以去一直想去的咖啡店享用早餐。午餐和往常一样，可以吃自己喜欢的食物。晚上可以喝薄荷茶等，尽量少吃。睡觉时内脏可以得到充分的休息，睡眠质量也会提高。早晨起来后因为肚子饿，一定会想要吃早餐。这正是一种不容易寒冷并且可以形成易瘦体质的饮食方法。

上升 1℃ !!

吃完整的时令食材

- 当地的时令食材对于当地人来说，具有充分的人体所需的营养成分和能量
- 整体吃掉一个食材，可以完全不浪费地摄取各式各样的营养
- 大部分时令食材都便宜，对钱包很友好

四季时令食材

春

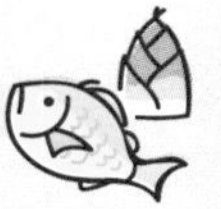

蔬菜：竹笋、卷心菜、油菜花、蜂斗菜、芹菜
鱼贝类：鲷鱼、萤火鱿、裙带菜、蛤蜊、鲣鱼
水果：草莓，蜜枣
等

夏

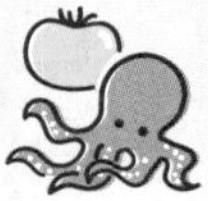

蔬菜:西红柿、茄子、玉米、毛豆、青椒、秋葵
鱼贝类：章鱼、鳗鱼、香鱼、竹荚鱼、蚬贝、海鳝鱼
水果：哈密瓜、桃子、葡萄
等

秋

蔬菜：香菇、蘑菇、地瓜、芋头
鱼贝类：秋刀鱼、青花鱼、鲽鱼、草鱼、鲑鱼
水果：柿子、栗子、梨
等

冬

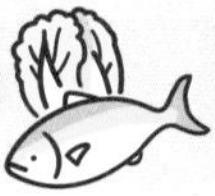

蔬菜：白菜、萝卜、葱、莲藕、芜菁、胡萝卜、菠菜
鱼贝类：鰤鱼、鳕鱼、虾、螃蟹、鮟鱇鱼、西太公鱼
水果：橘子、猕猴桃、苹果
等

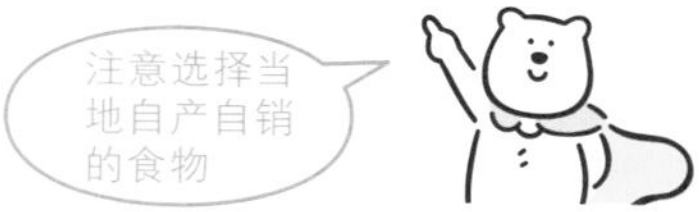

完整吃掉的诀窍

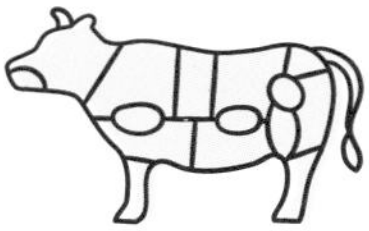

肉

因为全部完整吃掉很难，所以要吃肝、内脏等各个部位

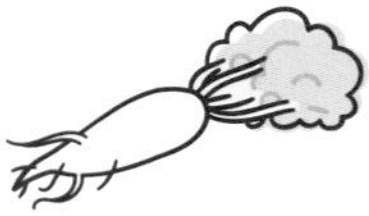

蔬菜

无农药栽培的有皮有叶的蔬菜。切小块或炒一下更容易吃

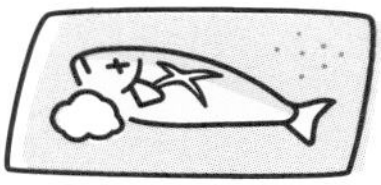

鱼贝类

推荐容易整条吃掉的小鱼，推荐连皮和尾巴都容易吃的竹荚鱼或沙丁鱼等

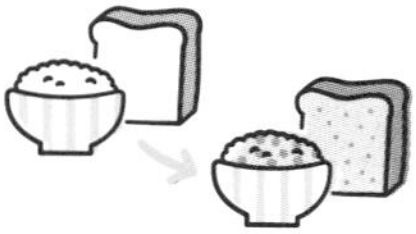

主食

选糙米不选白米，选全麦粉不选小麦粉等，选择连外皮都能食用的

要精心挑选可以产生热量的食物

我们的身体是由吃进去的食物制造的。并且，人体通过食物的消化、吸收、代谢才会产生热量。所以应该拥有营养均衡的饮食。

在这里想要重点运用的是，“身土不二”“一物全体”的汉方思想。“身土不二”是指人和大自然是不可分割的，食用在本土生产的时令食物有益健康。“一物全体”是指得到有生命的东西，要保留它原本的姿态，食用完整的食物，不浪费任何营养。如果想要详细知道这个食材都有什么营养成分，那就太麻烦了。

所以只要遵守这两种思想，将时令的食材完整食用，身体就会有效吸收食材中各式各样的营养成分和能量，可以获取让身心都健康的力量。

上升1℃!!

尽可能吃早饭

- 身体彻底清醒
- 吃早饭可以提高上午的表现力
- 不能吃早饭的人，先来一杯温水
- 食用温热的蛋白质，补充形成肌肉的原料

打开身体觉醒的开关

推荐温热的蛋白质食品

纳豆盖饭

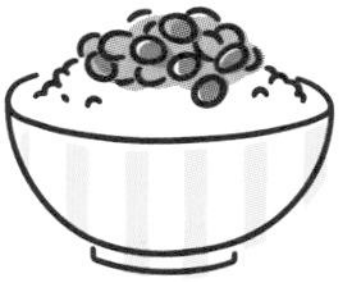

不要单独吃纳豆，和热米饭拌在一起吃

煮鸡蛋

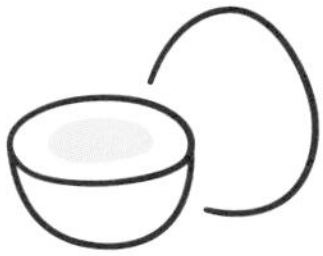

如果觉得早上煮鸡蛋麻烦的话，可以多煮一些备用

豆腐酱汤

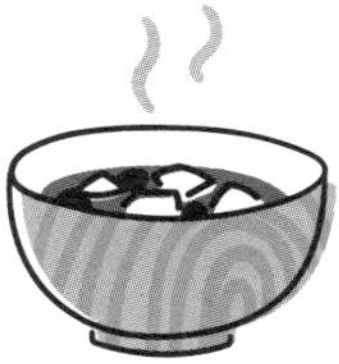

如果没有食欲，只吃这个也可以

如果没有食欲，就喝一杯温水

早上不愿意吃饭的人也不要勉强，睡醒后喝一杯温水就足够了。

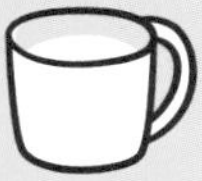

奶酪吐司

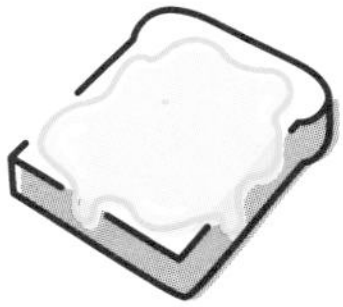

把奶酪放在面包上烤，容易摄取温暖的蛋白质

热牛奶

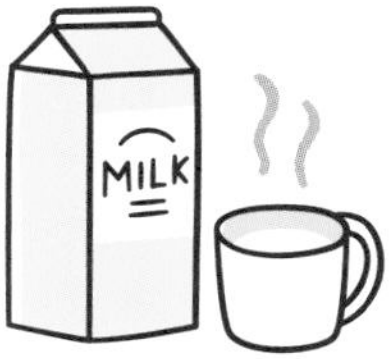

代替咖啡和饮料

从身体内部加热，大脑和身体进入活跃模式

为了提高早上的低体温，请食用早餐。早餐具有让身体和大脑觉醒的作用，也会给全身带来能量。

不吃早餐，大脑就得不到充分的能量。上午没有精神、工作的效率低等，都是因为不吃早餐造成的。

如果身体习惯不吃早餐的生活，会出现即使想吃早餐也什么都吃不进去的情况。这样的人，首先在早上起床后尝试喝一杯温水。使寒凉的身体从内部加热，胃肠等部位产生热量的开关也会被打开。

早上起床后，立即喝一杯温水，胃肠就开始蠕动，促进食欲，便秘也会消除。习惯喝温水后，慢慢就能吃早餐了。

在早餐中加入作为制造肌肉的原材料的蛋白质食品，加热处理过的蛋白质食品会更有暖身效果。

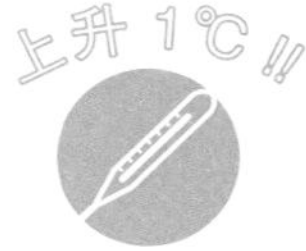

一年四季享受吃火锅的乐趣

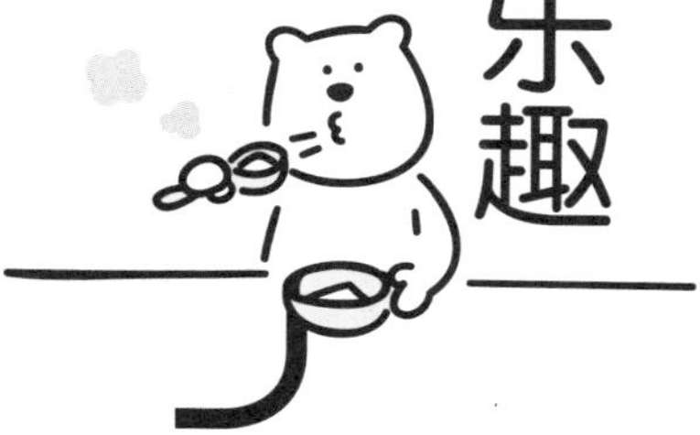

- 吃温热的食物，把热量直接送进身体
- 火锅料理可以摄取均衡的营养
- 食用具有温热效果的药材或锅底，效果加倍

春夏秋冬火锅推荐

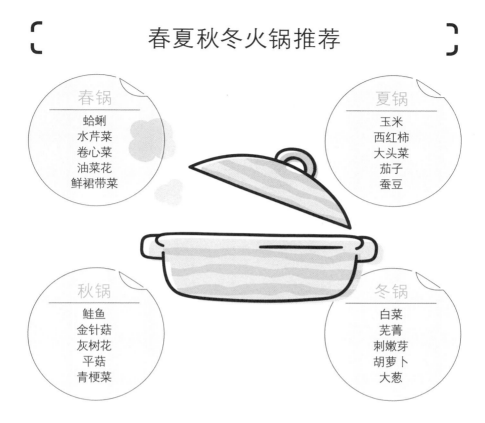

春锅

蛤蜊
水芹菜
卷心菜
油菜花
鲜裙带菜

夏锅

玉米
西红柿
大头菜
茄子
蚕豆

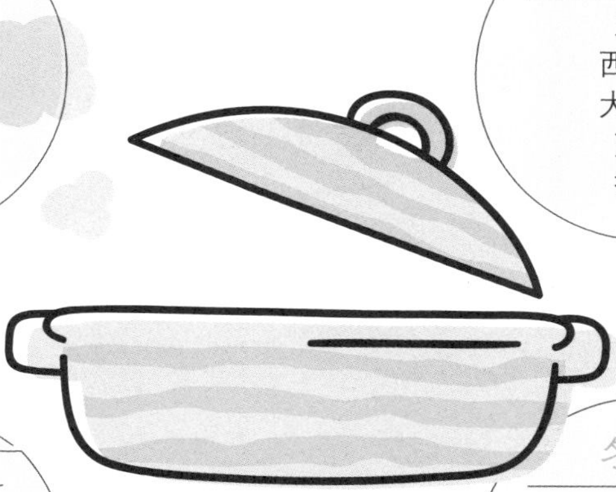

秋锅

鲑鱼
金针菇
灰树花
平菇
青梗菜

冬锅

白菜
芜菁
刺嫩芽
胡萝卜
大葱

无论在哪里，都是空调风暴！夏天更要享受火锅

制作火锅很简单，只要放入食材加热就能迅速做好。对于忙于工作和私生活的成年女性是一个非常友好的菜品。不会做饭的人也不会失败，可以放入蔬菜、肉类、鱼贝类等各式各样的食材，趁热就能吃，所以对驱寒非常有帮助。如果只能冬天吃火锅，那就太可惜了。使用当地的时令食材，一年四季都享受各式各样的火锅吧。

尤其是想让大家吃的是夏天的火锅。食用加热的当地的时令食材，可以缓解夏天容易受寒的身体。在电车或公交车、办公室、超市、商场、购物中心等场所，都会开空调吹冷风。所以我们的目标是通过食用温暖的食材和热饮，从身体内部加热，提高代谢水平。

火锅中加入药材就不用说，放入生姜、大葱、大蒜、花椒、辣椒、豆瓣酱等香料，加热效果会大大提高。

上升 1℃ !!

喝常温饮品

- 喝冷饮，从身体内部变冷
- 尽量喝热饮或常温的饮品
- 工作结束后，『先来杯啤酒』是可以的，具有放松的功效

消除内脏寒冷饮用方法

用保温瓶随身携带的热排毒水

在热水里加入喜欢的香料，试着制作自己的饮料吧。用保温瓶随身携带的话，可以随时随地饮用。香料的量要一边品尝一边调节。

香料推荐

生姜片

一杯用一片带皮生姜就可以了。生姜的辛辣成分扩张血管，促进血液循环。也推荐和茴香一起搭配。

肉桂

推荐条状的肉桂，粉末的话，一杯放入小勺1/4就可以。促进血液循环，甜香有放松的效果。

黑胡椒

粉末的话，一杯半小勺比较合适。不仅促进血液循环，还能调整肠胃功能，缓解疼痛。

茴香

一杯水里倾倒3~5次量的茴香粉。提高代谢力，帮助消化，推荐给肠胃不好的人。

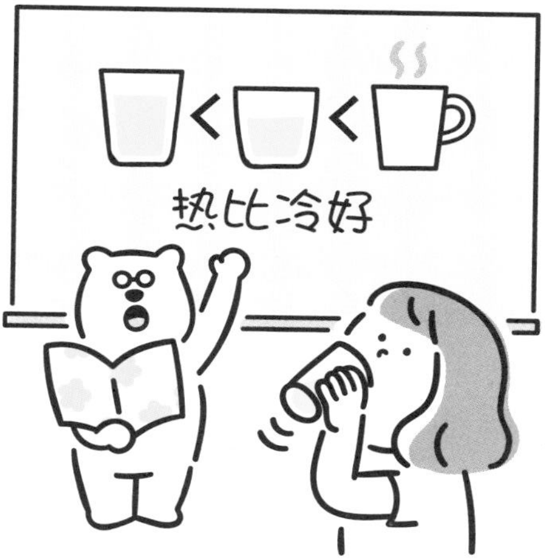

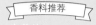

要点

- 饮料要选择常温以上的
- 在商店里点不加冰的
- 冷的饮料和冰激凌，在口中停留片刻，等温了再吃下去就可以了

比起冰镇啤酒，选择常温的红酒或清酒

喝冷饮会直接让胃肠变冷，会夺走最想保暖的身体中心部位的热量。在空调房中喝冷饮，体内外同时变冷，身体就会变成易冷的体质。夏天会感觉身体疲倦的人，有可能是因为喝冷饮使内脏的活动降低导致的。改变喝冷饮的习惯，选择常温或者温热的饮品吧。

如果想要通过热饮来暖身的话，我推荐具有一定黏稠度并且保温效果好的葛汤，其主要成分是葛根，也是中药治疗感冒常用的葛根汤中的主要成分。制作自己独有的饮料，日常中随身携带也是不错的选择。

冰镇啤酒会让身体变凉，所以喝酒时，最好选择常温的红酒或清酒。但是对于认为只有喝冰镇啤酒才是最好的放松方式的人，即使冰凉，也会达到放松的效果，促进血液流通。这样的人只要不一次性喝光第一杯就可以！

上升 1℃!!

放松缓解大腿肌肉、小腿肌肉

- 不习惯运动的人也容易做的伸展运动
- 做伸展运动可以放松肌肉，改善血液循环
- 减轻酸痛和疼痛，晚上能睡得很香

拉伸肌肉缓解酸痛

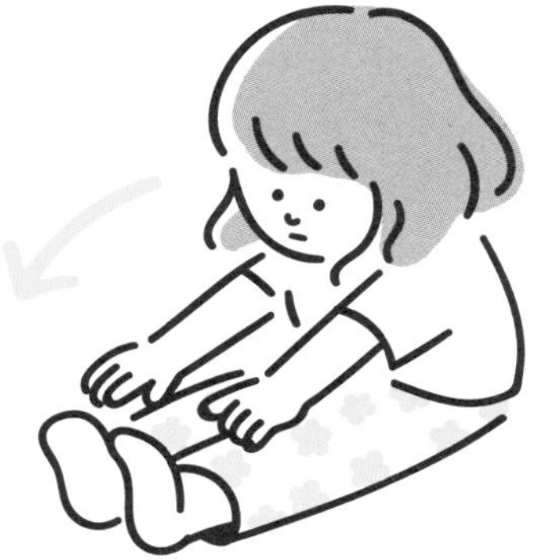

方法

1. 向前屈伸
伸开腿坐在地板上，上半身慢慢向前屈伸，尽可能触碰脚尖

2. 伸展
不要弯曲颈部和背部，从大腿肌肉到小腿肌肉，伸展全身

3. 保持 10 秒
不要停止呼吸，保持 10 秒不变的姿势。以一天 10 次为标准

伸展运动的基本

身体温暖起来的时候
身体变暖，肌肉松弛的泡澡后，或者在轻微运动后时做伸展运动。

不要勉强拉伸
不要勉强。并不是越伸展越有效，做到让人觉得“舒服”为止。

伸展和放松反复交替
慢慢地不要停止呼吸，伸展和放松肌肉，反复交替的刺激，血液循环变好。

放松较大的肌肉，身体容易变暖

通过运动会产生大量的热量。但是对于没有运动习惯的人来说，让他运动也不能坚持。所以我想推荐的是可以简单做的肌肉拉伸。

通过肌肉拉伸可以缓解僵硬的肌肉，在肌肉变软的过程中，血液流通就会变得通畅。你不仅可以驱寒，还可以缓解肩周炎、颈部酸痛、腰痛、浮肿等症状。另外，因为身体变得柔软，不容易受伤，可以放松身体，提高睡眠质量等，肌肉拉伸有很多好处。

因为腿部是容易寒冷并且血液流通不畅的部位，所以要频繁做拉伸运动缓解。放松肌肉体积较大的大腿肌肉和小腿肌肉，可以有效改善全身的血液循环。

为了不让身体疼痛，在泡澡之后等身体温暖时做拉伸运动。

上升 1℃!!

开始做轻微的肌肉锻炼

- 肌肉量增多，代谢水平升高
- 锻炼腹部肌肉，身体变暖，精力充沛
- 锻炼腹部肌肉，姿势会变好
- 改善便秘和小肚子

不伤腰部的锻炼腹肌的方法

1 仰卧

稍微屈膝，仰卧

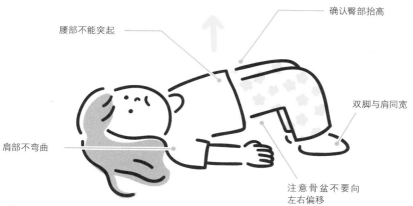

确认臀部抬高
腰部不能突起
双脚与肩同宽
肩部不弯曲
注意骨盆不要向
左右偏移

2 抬高

一边呼气一边用 2 秒时间抬高后背

3 保持 3 秒钟

❷的状态保持 3 秒钟。一边吸气一边恢复❶的姿势。

❶～❸的动作做 10 次

锻炼较大的肌肉，有效变暖

通过锻炼肌肉，肌肉量增多，代谢水平升高。运动也会让血液流通变好，消除寒冷，双重效果。肌肉力量薄弱，会导致驼背等不良姿势，也会影响到内脏的功能。

如果以消除寒冷为目的，那就锻炼包含有重点温暖部位的腹部肌肉。运动腹部和背部等较大的肌肉时会产生大量的热量。但是如果锻炼腹部肌肉的方式不对，会引起腰痛。选择不给腰部施加压力的训练方式，有效锻炼吧。

锻炼腹部肌肉不仅能提高代谢力，还可以让躯干强壮，矫正姿势，内脏的位置较稳定，有效改善内脏的功能。另外，还可以有效缓解让冷寒症女性苦恼的便秘。便秘改善后，皮肤也会变好，小肚子消失，变成凹凸有致的身材，对美容方面有很多好处。

上升 1℃ !!

在家也能做的有氧运动

- 有氧运动促进新陈代谢，提升体温
- 上班时步行和使用楼梯
- 在家也可以简单做的踏板运动

踏板运动的方法

踏板的顺序

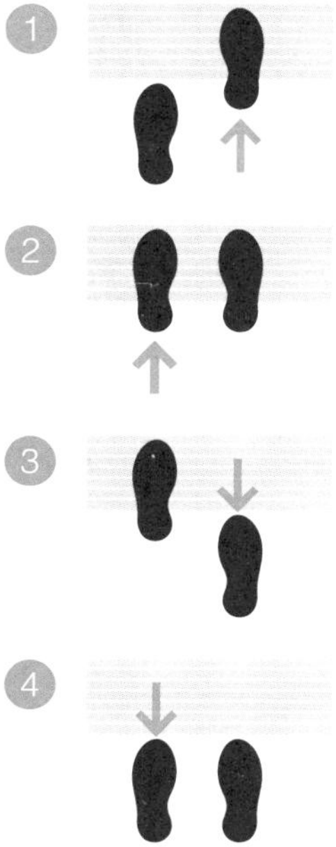

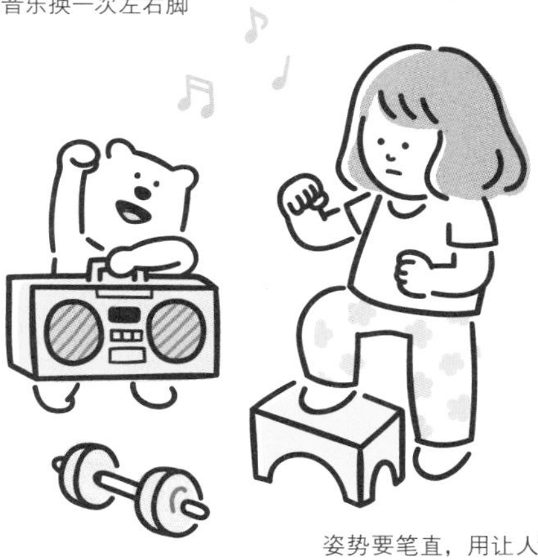
边听音乐边做
每首音乐换一次左右脚
坚持 20 分钟就会大汗淋漓
姿势要笔直，用让人气喘的速度

只不过是跟着节奏在
踏板上上上下下而已

踏板运动需要用下半身较大肌肉

通过运动改善血液循环，可以将氧气、营养成分、热量传送至身体每一个角落。运动分为肌肉锻炼、短距竞走等无氧运动和慢跑、有氧体操等有氧运动，无论做哪一个，对消除寒冷都有很大的作用（关于无氧运动=肌肉锻炼的介绍请参照109页）。

有氧运动可以改善血流和新陈代谢，从而提高体温。所以能够简单做的有氧运动的代表就是徒步。徒步的技巧在于坚持走一站电车站的距离或沿着公交路线走。对于穿高跟鞋不能走、出汗会害羞的人，推荐在室内做踏板运动来提高代谢。

踏板运动会用到大腿肌肉，小腿肌肉和腹部肌肉，可以减轻下半身的浮肿和改善血液循环，同时，还可以减轻全身的寒冷。配合自己喜欢的音乐节奏做运动可以增加积极性。

上升 1℃!!

在浴室中慢慢泡一个热水澡

- 38~40℃的温水是能让身体感到安心、安全的温度
- 半身浴是以下半身为中心慢慢温暖身体
- 全身浴可以在短时间内促进全身的血液循环和代谢

有效提高体温的泡浴方法

温度　夏天：38~40℃
冬天：40~42℃

半身浴

浸泡到胸口，以下半身为中心慢慢加热。不易上火，宜长时间泡澡

入浴时间：20 分钟左右

全身浴

浸泡到肩部。由于适度的水压作用于全身，所以代谢能力大幅度提高。担心对心脏造成负担的人请避开

入浴时间：20 分钟左右

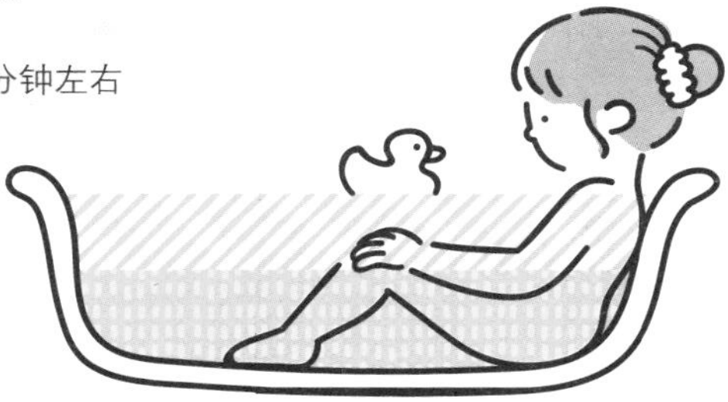

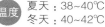

推荐使用碳酸入浴剂

比起直接泡浴，建议加入入浴剂，使洗澡水的触感变得温和，提高放松效果。最有效的是碳酸入浴剂。碳酸能促进血液循环，提高温暖效果。

泡澡的优点

浮力　减少肌肉和关节的负荷，放松身心

水压　腿脚等受到水压压迫，有按摩效果

温度　由于大面积温暖体表，可以改善血液循环，使全身变暖

每天泡澡，温暖 & 放松

泡澡确实是最简单、最有效的祛寒方法。认为水热不愿意泡澡的人，可能是因为水的温度调节的不合适。很多人都认为泡澡=浸泡在热水中，其实，40℃左右的温水才是正确的温度。

38~40℃的温水，才是能让人体感觉安心、安全，能让人放松的温度，手脚等全身的血液流通会变好，可以慢慢加热到身体内部。

另外，42℃以上的热水，会让人体紧张收缩末梢血管，只能加热身体表面，并且会出汗，不能长时间浸泡，不能彻底温暖身体。

半身浴是浸泡到胸口，全身浴是浸泡到肩部。对于高年龄的人，由于考虑到会对心脏造成负担，所以推荐半身浴，但是基本上是可以选择自己喜欢的浸泡方式。放入能让自己放松心情的香味入浴剂，听自己喜欢的音乐，可以做伸展运动，帮助缓解酸痛。

上升1℃!!

没有时间泡热水澡

- 淋浴冲洗肩胛骨之间的褐色脂肪细胞，提升体温
- 有助于改善脚部寒凉、浮肿的足浴
- 有助于改善手部寒凉、肩周炎的手浴
- 足浴和手浴后，进行保湿护理

手浴、足浴、淋浴的巧用方法

太忙了没时间泡澡！

➡ 如果只是淋浴的话，请温暖肩胛骨之间的部位

洗澡前先用热淋浴冲浴室，先从脚尖开始从 40~42℃的温水冲澡，然后慢慢提高到腹部，然后冲洗有温度传感神经的颈部和头部，不要留有让自己感到冷的空隙。并且，刺激身体中可以产热的，唯一有褐色脂肪细胞的肩胛骨之间，体温也会上升。

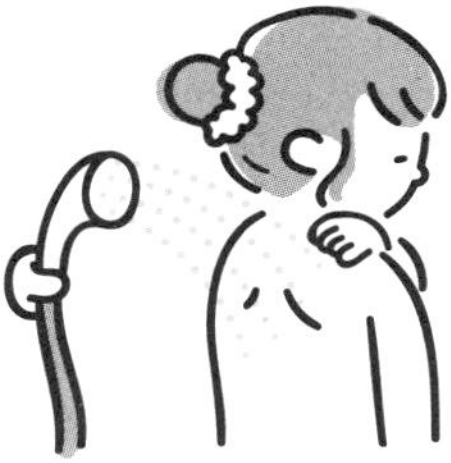

只是为了保暖做全身浴太麻烦

➡ 做足浴，从脚踝到小腿都暖烘烘的

在大一点的脸盆或水桶里放入 40~42℃的热水，泡脚 20 ~ 30 分钟。必须连血管密集的脚踝一起浸泡。如果连小腿肌肉也能浸泡的话会更有效果。如果变凉了，就加热水。

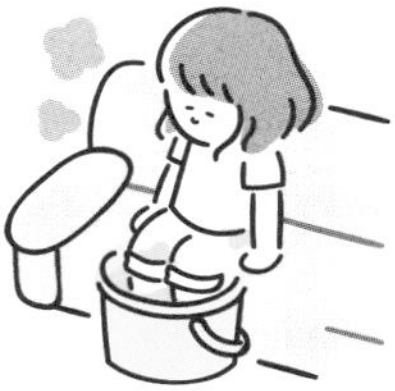

无论何时何地都能轻松地享受温水浴

➡ 做手浴，放松、缓解冻僵的手指

把 40~42 ℃的热水放到洗脸盆里，浸泡 10 分钟左右就可以了。和足浴一样，如果水凉了，就加热水。手腕也要浸泡到温水里。

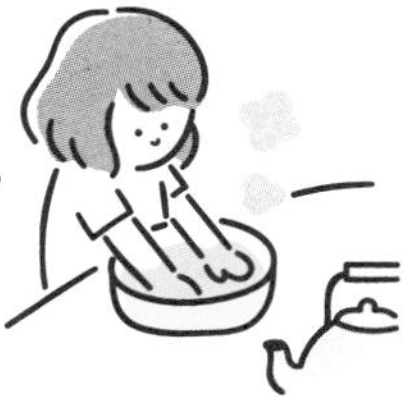

只淋浴也能提高体温

回家时间晚了，不能慢慢泡澡，或者月经期无法泡澡时，只淋浴也是可以的！

但是，一定要注意，不要让身体着凉。洗澡前先用热淋浴冲浴室。在卸妆时或脱衣服时，提前打开热水的话，即使不能通过泡澡充分温暖身体，也不会感觉到冷了。

冲洗颈部、肩部、上臂等有温度传感神经的部位和有褐色脂肪细胞的肩胛骨之间，也会有温暖身体的效果。

此外，我也推荐足浴和手浴。足浴可以缓解腿部的浮肿、腰部的寒冷和月经痛。长期使用电脑导致手指冰凉时做手浴，也可以缓解肩周炎。接触温水的皮肤容易干燥，所以在足浴或手浴之后也要像泡澡后一样，做好保湿。

上升 1℃!!

洗完澡做按摩

- 按摩改善血液和淋巴液的流通
- 泡澡后进行保湿护理时，顺便按摩会很轻松
- 从四肢末端向身体中心按摩

以容易堵塞的四肢末端为中心按摩缓解

根据喜好选择身体护理用品

润肤露

清爽的质感和水一样容易延展，适合按摩。保持湿润的效果还是那么好。

身体乳

因为比身体霜水分多，容易伸展，所以少量使用就能涂抹较大面积。也不黏稠。

身体霜

油脂多，保湿效果高。如果是干燥肌肤的话，比起身体乳，我更推荐身体霜。

身体精油

按摩时使用，皮肤会变得柔和。保湿力和身体霜一样很高。

身体黄油

主要成分是油脂，覆盖力很强，但是容易粘在一起，所以用在干燥严重的地方。

轻轻地，像抚摸一样

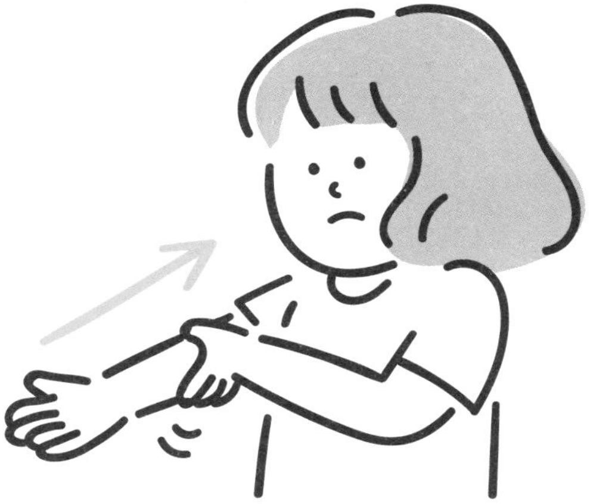

从脚尖到大腿根部，从手的指尖到腋下，轻柔按摩，缓解肌肉、血管、淋巴管的疲劳和堵塞。

如果按摩和洗完澡的保湿护理一起做的话，那就可以避免摩擦对皮肤伤害。

副交感神经活跃具有放松功效，提高体温

按摩不仅仅能让身体温暖，改善体质，同时也具有缓解肌肉疲劳、疏通血管和淋巴管的作用。通过按摩放松，感觉舒适时，副交感神经就会活跃起来，改善激素水平和免疫平衡，促进睡眠。

方法是从手指或脚趾末端开始向身体中心部位轻轻做按摩。身体会越来越温暖。

推荐的按摩时间是泡澡后。皮肤浸泡在水中后，保湿成分会流失，所以在泡澡后一定要做保湿护理。在按摩的同时，全身的皮肤护理就做完了。

有润肤露、身体乳、身体霜、身体精油等不同种类的皮肤护理用品，找到适合自己的一款。可以根据香味，选择具有放松心情的护肤产品。

上升 1℃!!

深呼吸是最简单的祛寒方法

- 副交感神经变得活跃，血液流通变好
- 吸入更多的氧气，细胞会变得精力充沛
- 因为可以放松，也可以改善失眠和焦躁情绪
- 叹气也有和深呼吸一样的功效

深呼吸的方法

1 呼气

首先彻底呼出肺中的空气

2 吸气

从鼻子吸气，腹部胀满

3 慢慢呼气

从口中挤出细长的空气，慢慢将腹中空气彻底排出。②～③重复10次为标准

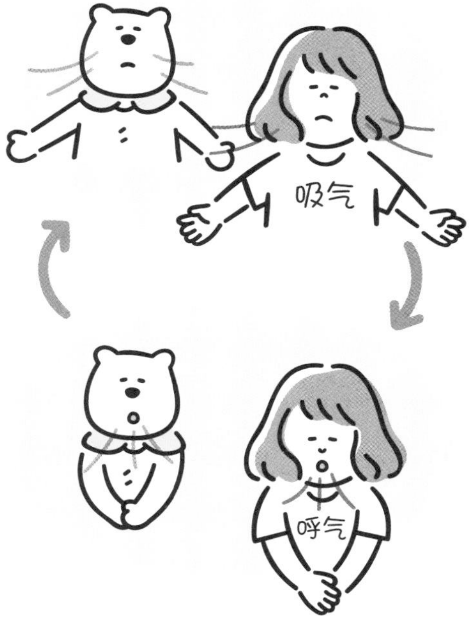

一个接一个的叹气

大幅度呼气的叹气也有和深呼吸相似的效果。疲劳的时候，无意识地叹气是身体自然的反应，副交感神经活跃时，想放松一下身体。如果觉得累了、冷了，就试着大声叹气吧。

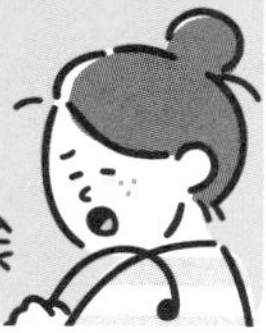

做起来很简单，好处多多！

人们常说，紧张时就做深呼吸，那是因为深呼吸=大幅度呼气和吸气，具有放松的效果。

深呼吸可以让副交感神经变得活跃，末梢血管扩张，血液流通变好，因此，肌肉会变得松缓，身心都会得到放松。在睡前进行深呼吸可以缓解紧张，提高睡眠质量。

做深呼吸的技巧是，首先，慢慢呼气，尽可能排出肺中的空气。空气排出后，自然就会深吸一口气，新鲜的氧气会充满整个肺部。

深呼吸的好处就在于不需要使用特别的工具，也不需要选择场所，随时随地都能进行。是真正的在闲暇时间马上就能做的，可以提高体温的好习惯。对缓解烦躁或不安情绪也有帮助。

上升 1℃ !!

日常生活中稍微放纵自己

- 不要自己一个人苦恼，和别人沟通咨询，减轻压力
- 做自己真正喜欢的事情，奖励自己

回想自由的孩子的心情

由于冷寒症，有压力的人经常出现的状态

正义感强，对自己和别人都很严格
➡向别人要求自己能做的事，做不到的话会很焦躁

完美主义
➡追求完美，自己和他人都无法忍受

冷静分析后再决断
➡总是理性思考，很累

过度在意周围的人，被压抑着
➡看别人的脸色忍耐

不能坦率地享受
➡不能像孩子一样天真无邪地玩耍

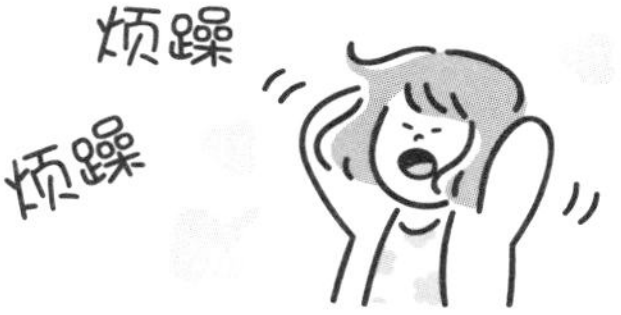

你真正喜欢的事情是什么？快乐的事情是什么？现在想做的事情是什么？

"喜欢衣服！"
闲暇时网购

"我想看电影！"
工作日硬要用带薪假期去看看

"想吃好吃的饭！"
马上点外卖

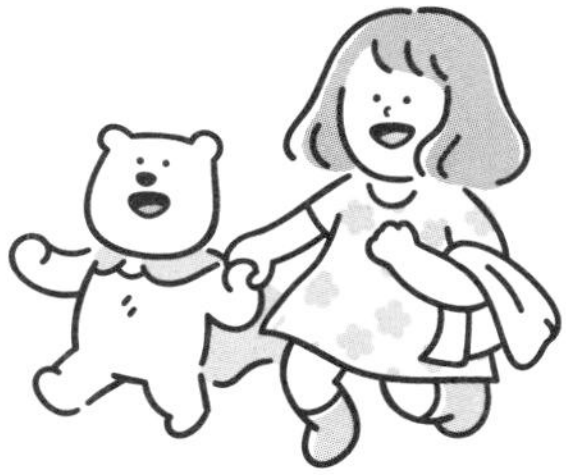

心情放松，血管也会扩张

压力会让控制体温的植物神经功能紊乱。即使这样也不能让压力彻底消除。自己不能解决的事情要找其他人商量，尽可能减轻心理负担。

但是，不擅长与其他人交流沟通、时常对别人表现出烦躁情绪、惯用一些思考方式的人，明明知道这样下去会很累，但也不能轻而易举地改变它。因此，要找到适合自己的解压方法。

比如喜欢衣服的人，偶尔可以提前结束工作，享受一下网络购物的快乐。如果喜欢美术和电影，可以避开人多的周末，选择工作日带薪休假去美术馆或电影院。如果喜欢美食，那么尝试点一份自己不常吃的外卖。在日常生活中适当奖励自己，让自己的心情愉悦。心情放松，血管也会扩张，所以血流会变好，身心都会变得精力充沛。

冷寒症的病因因人而异

要知道是自己为什么寒冷

不能充分产生热量或血液流通差，不能向全身输送热量等，寒冷的原因已经在14～15页介绍了。造成这种原因的机制会随体质或生活方式的改变而改变。首先要知道自己是因为什么原因导致的寒冷，属于哪一种类型的寒冷。

寒冷的类型大体分为四类。回答每个类型的问题，勾选最多的就是你的寒冷类型。产生热量和促进血液循环是相互影响的作用，所以在之前介绍的祛寒方法，对每一种类型的寒冷都是有效的。

接下来会根据不同类型的寒冷，有侧重点地介绍祛寒策略。有两种以上类型的人属于混合型。从各个策略中选择自己能坚持下去的方法。

A 类型

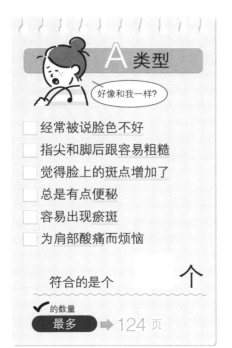

- □ 经常被说脸色不好
- □ 指尖和脚后跟容易粗糙
- □ 觉得脸上的斑点增加了
- □ 总是有点便秘
- □ 容易出现瘀斑
- □ 为肩部酸痛而烦恼

符合的是个　　　个

✔的数量 最多 ➡ 124 页

B 类型

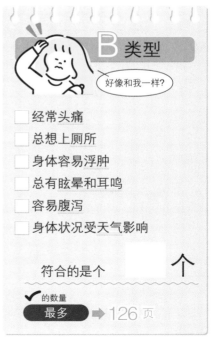

- □ 经常头痛
- □ 总想上厕所
- □ 身体容易浮肿
- □ 总有眩晕和耳鸣
- □ 容易腹泻
- □ 身体状况受天气影响

符合的是个　　　个

✔的数量 最多 ➡ 126 页

试着检查一下自己是哪种类型

造成寒冷机制因人而异。自测下面 24 个问题，对比一下吧。勾选数最多的就是你的寒冷类型。

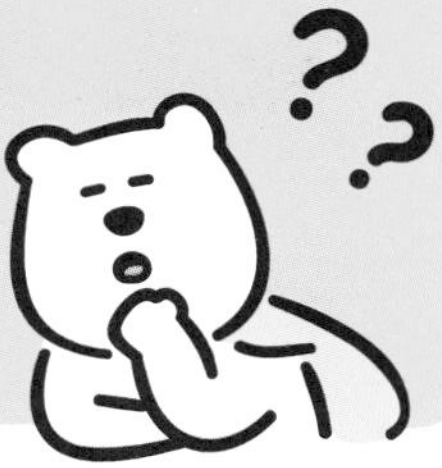

✔的个数多的是？

C 类型

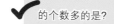

- [ ] 身体无力，早上起不来
- [ ] 容易疲劳
- [ ] 肠胃不好
- [ ] 饭量小
- [ ] 饭后发困
- [ ] 容易感冒

符合的是　　　个

✔的数量 最多 ➡ 128 页

D 类型

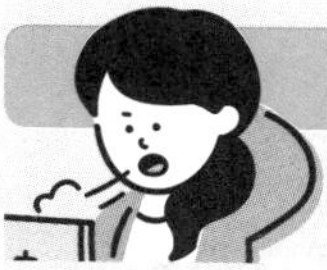

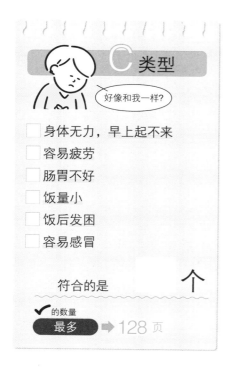

- [ ] 入睡困难
- [ ] 因为不安，情绪容易低落
- [ ] 容易着急
- [ ] 喉咙有不适感
- [ ] 腹胀
- [ ] 心烦易怒

符合的是个　　　个

✔的数量 最多 ➡ 130 页

A类型勾选最多的你……

血液黏稠，不能向全身输送热量而寒冷

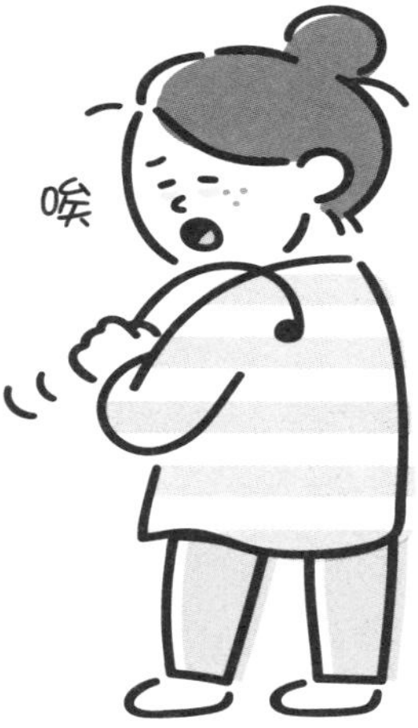

黏稠凉凉子

A 类型的你，直接说明你的血液流通有问题！在肌肉和肝脏等组织中产生的热量，通过血液输送到全身。所以血液流动不畅的话，身体各个部位的热量就会不足，会感到寒冷。

肩周炎、头痛等身体不适，色斑和眼底黑眼圈等皮肤问题，可能是因为黏稠的血液滞留的缘故。这样下去的话，担心将来会得血管病。让血液更加清爽，也可以消除寒冷，预防疾病。

要点

- 血液黏稠，流动停滞
- 因为血液循环不到全身，不能输送热能
- 新陈代谢降低，出现肩周炎、头痛等不适，色斑、眼底黑眼圈等烦恼

改善血液循环

饮食 吃黄绿色的蔬菜

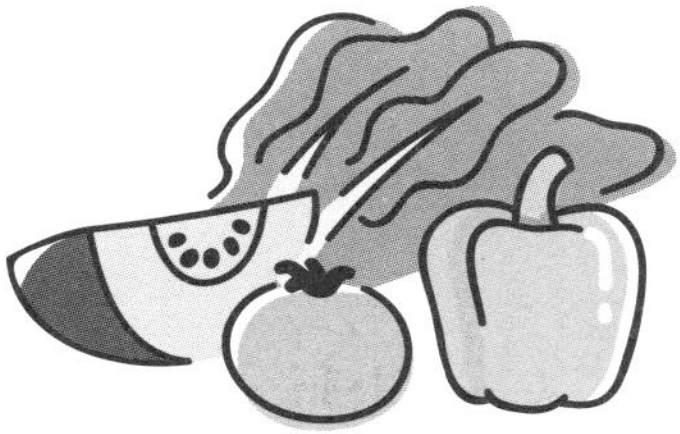

着重吃具有抗氧化作用的食物

睡前一动作 手脚抖动运动

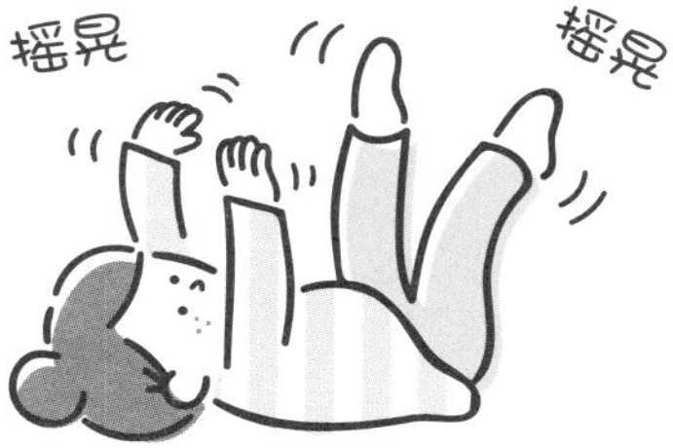

把滞留在手脚的血液送回心脏

放松奖励 足疗

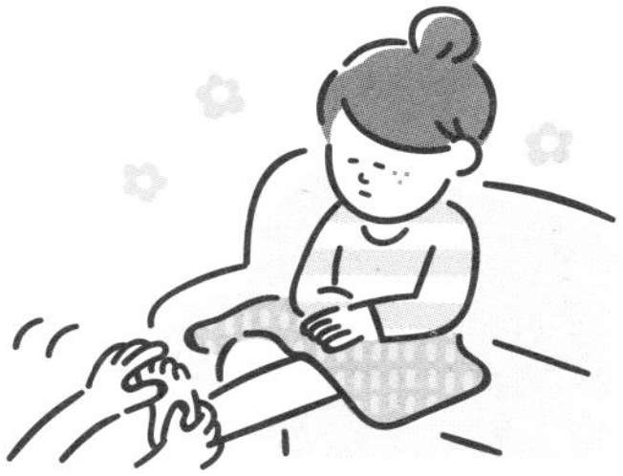

刺激脚掌，提高全身血液循环

摄入抗氧化的食物，让血流通畅

A类型的你最应该关心的是如何让血液流通变好。血液变黏稠的原因之一是血液被氧化了。所以要摄入具有抗氧化能力的食物，南瓜、胡萝卜、西红柿等黄绿色的蔬菜，这种五颜六色的色素具有抗氧化的作用。茄子、大头菜、菠菜、菜花等也是值得推荐的。具有强效保暖作用的生姜、大蒜以及女性要积极摄入的大豆异黄酮等也具有抗氧化的作用。

一天将要结束时，黏稠的血液会滞留在腿部。泡完澡或睡觉之前，将手脚抬高做抖动运动。手脚的血液流通变好了，血液就会输送至全身。同样，我也推荐通过刺激脚掌，改善血液循环的足疗法。通过足疗法可以改善血液和淋巴液的流通，改善激素分泌水平。可作为辛苦一天的奖励，具有很好的放松效果。

B 类型勾选最多的你……

身体内积攒过多的湿气水分而寒冷

水肿凉凉子

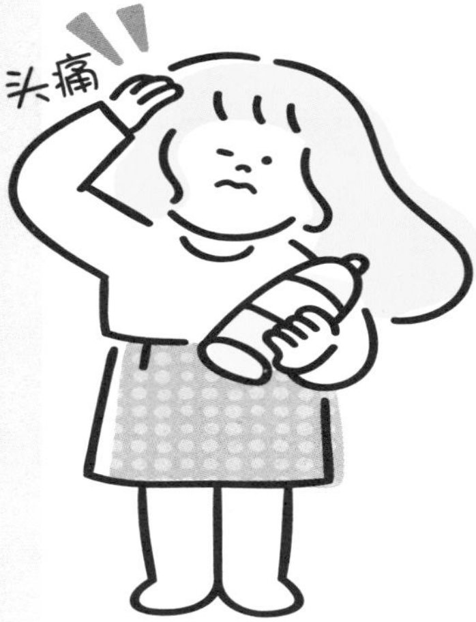

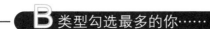

B 类型的人身体水分多，容易浮肿。对身体来说水分是非常重要的，但是如果囤积过多或滞留在某个部位的话，身体就会变冷。腋下、手掌、脚掌等部位容易出汗的人，有可能就是水肿凉凉子了。

寒冷、浮肿、头痛等感到身体不适的地方就是水液滞留的部位。注意不要过多摄取水分，不需要的水分要及时排出体外。

要点

- 不能很好地排出水分，滞留在体内
- 水分有使身体冷却的性质
- 浮肿、头痛、头晕等，因水分滞留而感到身体不适

排出水分

饮食 不要摄入过多盐分

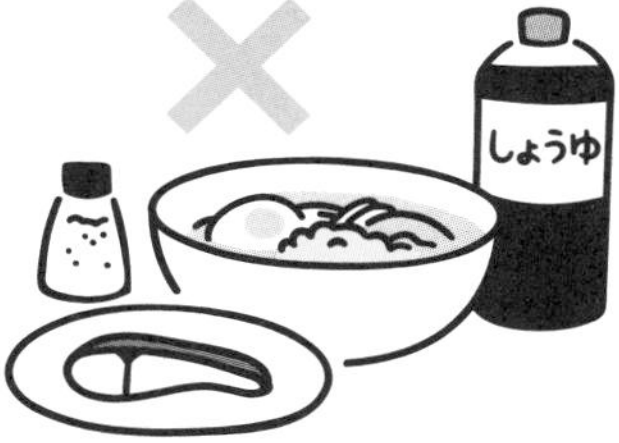

不要只吃调味过重的东西

睡前一动作

在脚下放抱枕

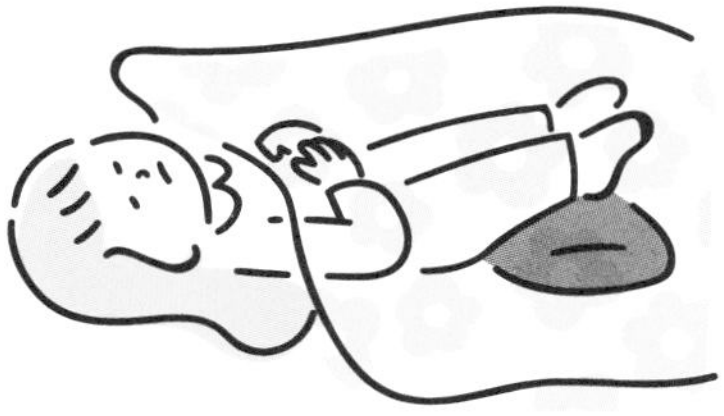

抬高腿部睡觉，用卷起来的毛巾也可以

放松奖励

毛巾按摩

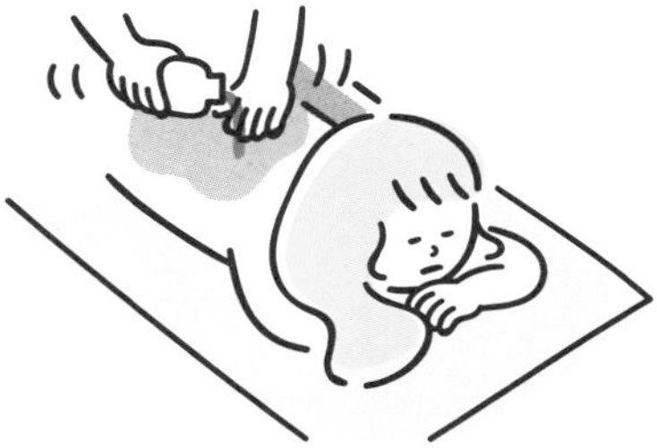

按摩全身，提高水液代谢

通过汗液或尿液排出多余的水分

体内有多余水分滞留的B类型的人，消除寒冷的关键是通过排汗或者排尿改善水液代谢。

水分摄入过多会有加重水液滞留的风险，所以要小心。但是，适量的水分也是维持健康和美容所必须的。不要一次性喝太多，要少量勤喝水。如果用甘菊、接骨木花等制成香草茶或薏米茶等，会有助于水分排出体外，减轻水肿。饮食上要注意不要调味过重。如果摄入过多的盐分，人体将无法正常排出水分。

看电视或放松的时候，将靠垫放在腿下面抬高腿部，有助于第二天早晨将滞留在腿部的水从尿液排出。

推荐毛巾按摩，通过按压排出身体各个部位多余的水分。

C 类型勾选最多的你……

产生热能的功能较弱而寒冷

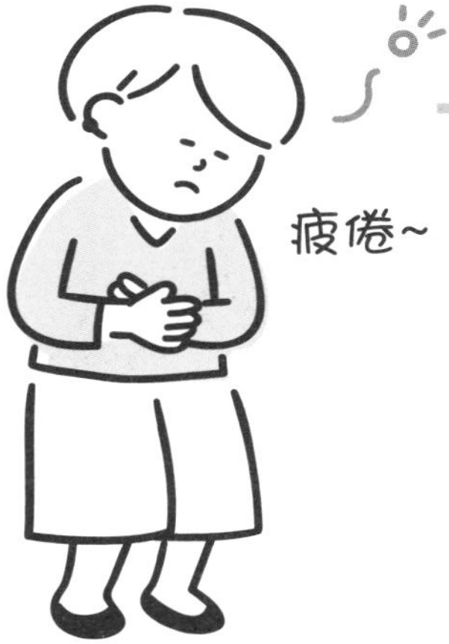

节能凉凉子

温暖身体的热能不足，使身体变冷的是 C 类型。肠胃不好、食量少、挑食，反复进行不合理的减肥而忽略饮食等，无法很好地吸收作为热能原料的营养。另外，肌肉量也少，整体的代谢量容易下降。

因为能量不足，容易疲劳，脸色苍白，体力和精力不足也是其特征。

要点

- 身体中产生热量的原料不够
- 肌肉量少，能量代谢低
- 容易疲劳，没有体力和精力，脸色不好

照顾胃肠，有意识地行动

饮食 推荐亲子丼

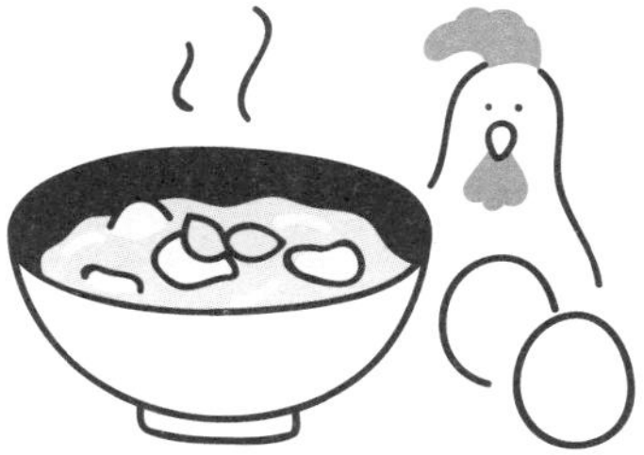

摄取鸡肉和鸡蛋中容易消化的蛋白质

睡前一动作

劈腿伸展运动

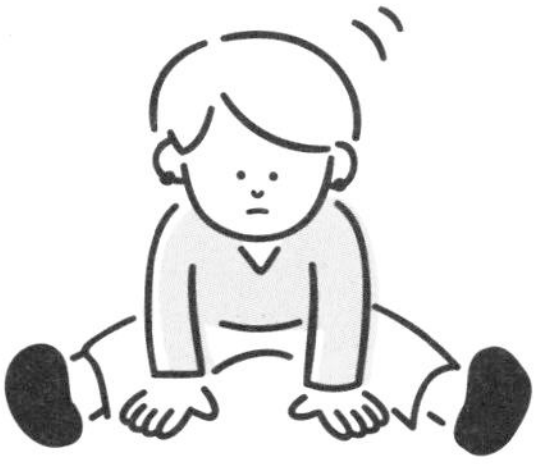

柔软的肌肉能提高代谢

放松奖励

普拉提

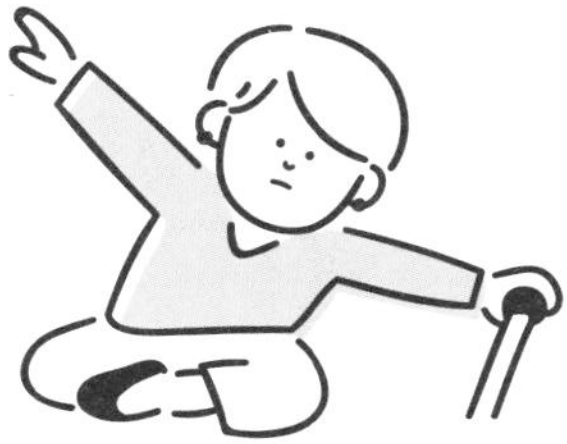

一边放松一边增加肌肉量

规规矩矩地食用温暖易消化的食物

C类型的人属于能量不足型，消除寒冷的关键就是从饮食中充分摄入营养。调理好自己的身体，使其能够产生足够的热量。即使减肥，不消除寒冷来提高代谢水平的话，不容易消耗脂肪，反而变成容易发胖的体质。首先要把祛寒放在第一位。

饮食要选择不让胃受寒的温暖的食物。尤其是要积极摄入形成肌肉原料的蛋白质，其中鸡蛋、豆腐、鸡肉中的蛋白质容易被消化。推荐的是亲子丼，可以同时满足这两个条件，再搭配温暖的味增汤效果更佳。

推荐做普拉提来辅助缺少的肌肉量，还可以锻炼松弛的骨盆底的肌肉群。可以放松肌肉，提高代谢的伸展运动也非常推荐。伸展运动对身心都有放松作用，养成睡前做伸展运动的习惯有助于睡眠。

D类型勾选最多的你……

压力导致血管收缩，不能输送热量而寒冷

焦躁凉凉子

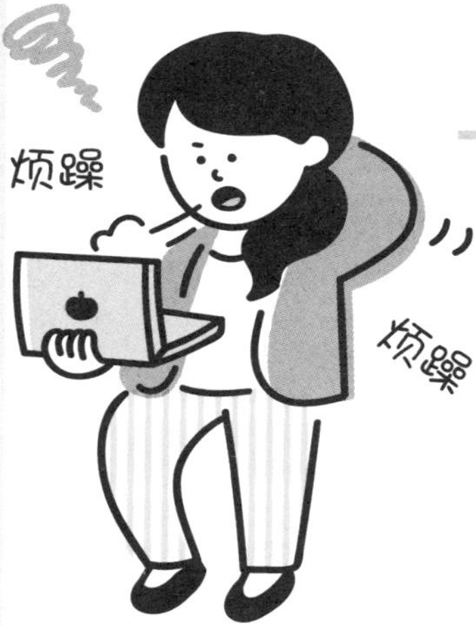

D 类型的人寒冷的原因是压力。当我们感到压力时，交感神经会变得活跃，身体会紧张，末梢血管会紧紧收缩。在狭窄的血管中，血液很难通过，当然循环就会变差，也不能输送热量，身体会渐渐变冷。

最近好像有很多人容易产生压力，这种类型的冷寒症正在增加。持续这种紧张的状态，容易积累疲劳。

要点

- 由于压力身体处于紧张状态
- 血管收缩，血液循环恶化
- 因为不能放松，所以容易疲劳，不能熟睡

找到适合自己的消除压力 & 放松的方法

饮食 添加带有香味的蔬菜

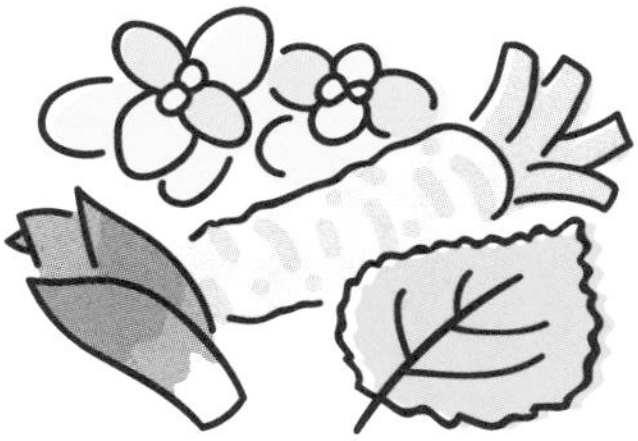

香味蔬菜清爽的香气可以让人放松

睡前一动作 冥想 3 分钟

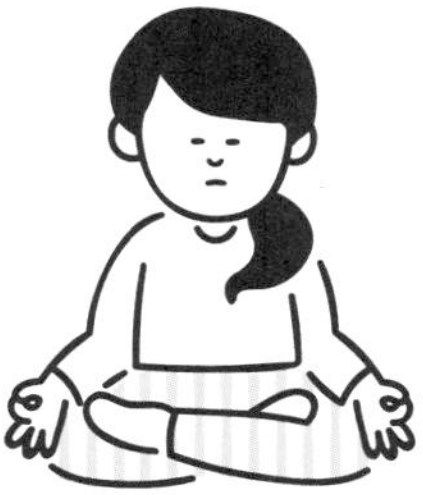

闭眼睛，集中精力呼吸

放松奖励 用热毛巾做眼部护理

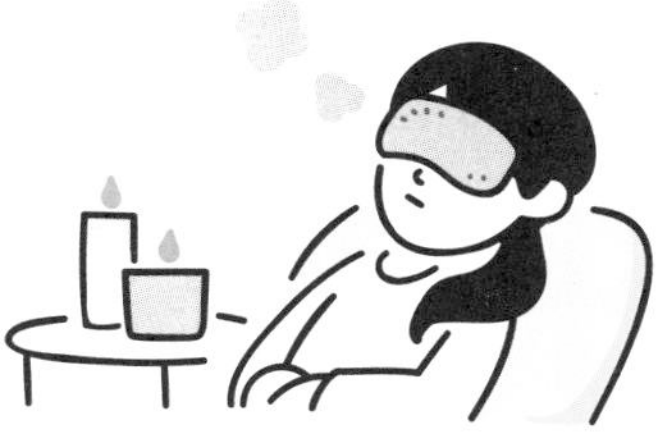

身心放松。芳香疗法效果更好

用芳香疗法等，好好转换心情

D类型的人寒冷是压力造成的。工作、恋爱、家庭生活等都带来很多压力。即使想要努力消除这种压力，反而会成为另一种压力。比起消除压力，倒不如找到能让产生的压力发泄出去的方法，转换一下心情。

芳香疗法可以直接作用于脑部，具有促进大脑放松的作用。紫苏叶、蘘荷、辣根、薄荷等具有香味的蔬菜加入食物中，也可以在午休时暂时缓解压力。

推荐可以在家简单就能做的热毛巾。滴上一滴喜欢的精油，放松效果会更好。睡前也不要想明天的事情，也不要想各种各样让人不安的事情，养成睡前冥想的习惯，把注意力集中在呼吸上。忙碌时更要给自己设定放松的时间。

上升 1℃ !!

新习惯·按压穴位

- 刺激穴位，改善血液循环
- 按压、揉搓、加热等不同刺激方法都可以
- 力度控制在『舒服』『微微疼痛但舒服』的程度

手部穴位容易按压

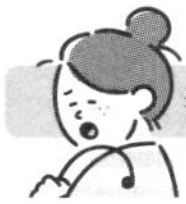

黏稠凉凉子……合谷穴

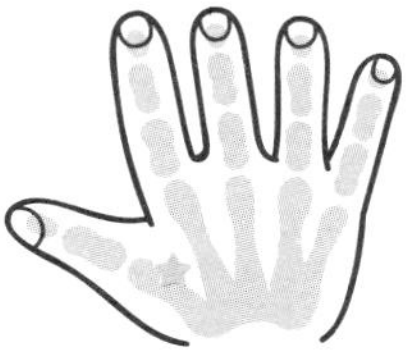

在手背，第 1、2 掌骨间，靠第二掌骨中点近一点的凹陷处

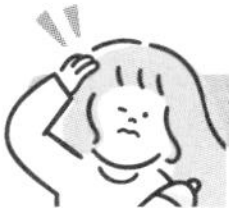

水肿凉凉子……曲池穴

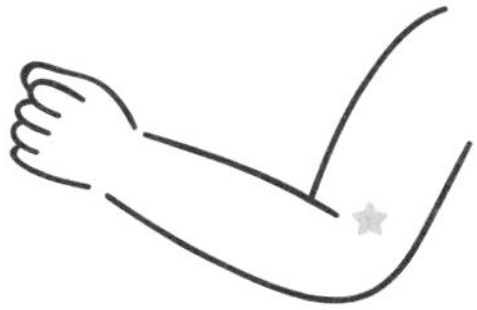

屈肘时，肘横纹外侧端处，按压时有明显痛感

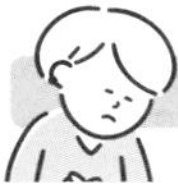

节能凉凉子……手三里穴

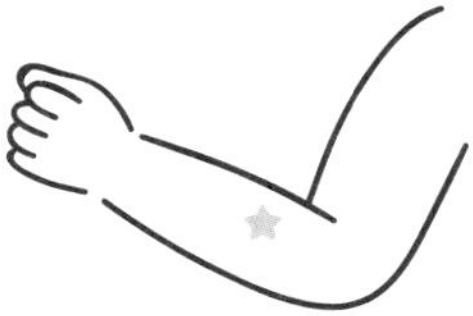

屈肘时，距离肘横纹外侧端向手掌方向三指宽处

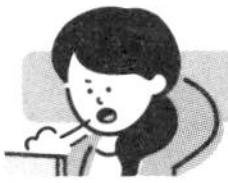

焦躁凉凉子……劳宫穴

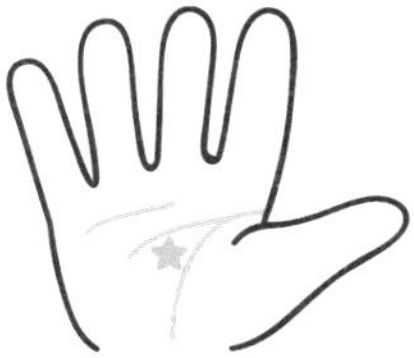

在手掌中央，握拳屈指时中指尖处。

在能量和血液流通处的穴位

东洋医学的理论认为，全身的气（能量）、血（血液）、液（水分）循环状态代表了人体的健康状态，如果循环不畅就会出现身体不适或疾病。气血的通道称为经络，穴位就在这个经络上。通过刺激穴位可以促进气血循环，调理至健康的状态。刺激穴位的方法有针刺、艾灸、按摩、按压等多种方法。

推荐黏稠凉凉子按压合谷穴，改善血液循环。水肿凉凉子按压曲池穴，可以恢复水液流通。节能凉凉子按压刺激手三里穴，可以促进胃肠蠕动。焦躁凉凉子按压劳宫穴，过劳反应会集中在劳宫穴按压后有放松效果。

按压手部穴位的优点在于随时随地都可以简单地按压。工作之余或一边泡澡一边按压，只要是想起来就可以按压穴位。

上升1℃!!

有对症的中药

- 中药也可以在生病之前『治未病』，所以对冷寒症刚刚好
- 不仅仅是抑制寒冷的症状，要从体质开始改善
- 也推荐去中医门诊，开适合自己的中药处方

中药方推荐

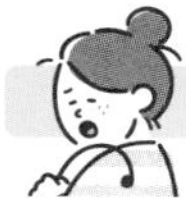

黏稠凉凉子

桂枝茯苓丸

消除血液淤滞，促进全身血液循环，缓解寒凉和月经痛

当归四逆加吴茱萸生姜汤

增加手脚和胃肠部位的血液流通，有改善寒冷的作用

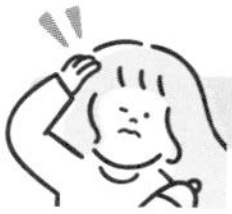

水肿凉凉子

当归芍药散

既可以暖身，还可以提高水液代谢，排出体内多余的水分

五苓散

排出多余水分，改善水液平衡，为利尿剂

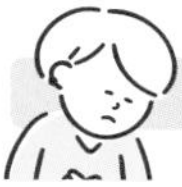

节能凉凉子

八味地黄丸

补充生命活动所必须的能量，让全身精力充沛

人参汤

补充胃肠中的精气，更容易吸收营养

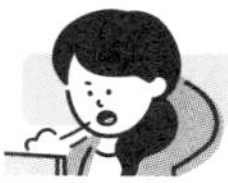

焦躁凉凉子

半夏厚朴汤

气滞导致心情压抑，行气散结，消除寒冷

抑肝散

调整植物神经平衡，改善气血循环，抑制烦躁情绪

整体调理身体的功能平衡并治疗寒冷的中药方

中药方可以改善体质，并可以治未病。

中药方最大的特点是可以调整身心的功能平衡，鼓舞身体提高自愈能力。西药只能对症治疗，抑制局部的症状，所以由于寒冷导致的头痛、胃痛、腹泻等症状只能开镇痛剂、胃药、止泻药等西药成分的处方药。然而中药方是针对这些症状背后的病因，“气、血、液”等致病因素的过盛或不及引起的失衡，补其不足，泻其有余，并可以开适合自身的处方中药。从而整体调理身体的功能平衡，同时改善寒冷以及寒冷导致的头痛、胃痛、腹泻等症状。

请先尝试一下我在上面举例的中成药，如果症状没有改善时，建议去中医门诊，根据自身体质及当时的身体状况，开适合你自己的中药处方。

上升 1℃!!

不要过度依赖药品和保健品

- 止痛药有降温的作用
- 忍耐疼痛也会形成压力，要合理用药
- 长期或大量使用药物或保健品会对肝脏造成负担

月经痛、头痛药会让身体寒冷

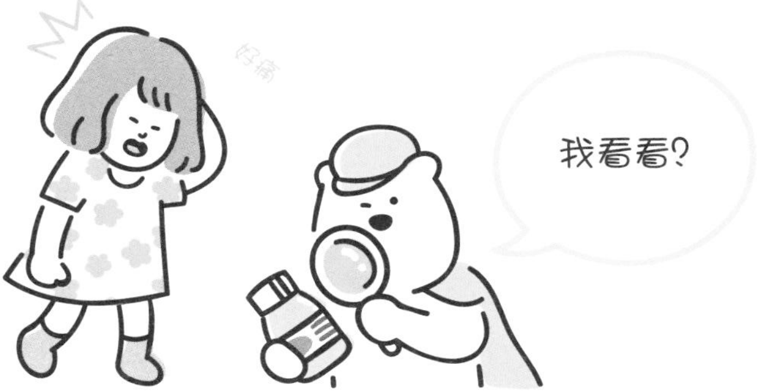

保健品也会成为肝脏的负担

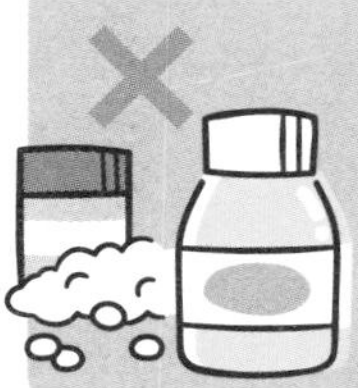

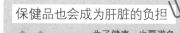

为了健康，也要避免服用太多的保健品。特别是添加剂过多会给肝脏造成很大负担。血液循环也变差。

确认经常服用的药品的药品说明

镇痛剂有针对月经痛、头痛、腰痛等“抑制疼痛”的效果，也有在恶寒或发烧时“退烧”的效果。服用后，在抑制疼痛的同时降低热量，所以在寒冷引起月经痛、头痛的时候使用镇痛剂，身体就会更加寒冷，形成恶性循环。镇痛剂在疼痛出现之前服用的人也会产生反效果……

无论什么良药都会有副作用

大部分在市面上销售的止痛药=镇痛药，如果看药品说明的话，都会注明“解热镇痛剂”。解热代表降低温度的作用。

月经痛是因为身体为了排出经血，会分泌前列腺素（PG）。解热镇痛剂是通过抑制PG的分泌来缓解月经痛。但是它不仅止痛，还有抑制炎症和发热的作用。所以服用镇痛剂会导致身体变冷。

另外，肝脏可以产生大量的热量，同时也是分解药物、酒精和有害物质的重要解毒器官。连续多次服用药物会对肝脏产生负担，所以要注意，必须要服用镇痛剂时要使用最小剂量。加入添加剂过多的保健品也会对肝脏造成负担，所以尽量从食物中摄取营养。

上升 1℃ !!

过度寒冷或紧急情况下要及时去医院就诊

- 由于血管或免疫相关疾病导致身体寒冷或加重寒冷
- 重新审视生活习惯后寒冷症状没有改善甚至恶化了，首先去内科就诊
- 过冷导致酸麻疼痛、手指发白的情况，建议去医院

有可能是有寒冷症状的疾病

有寒冷症状的疾病

心脏病

如果心脏输送血液的功能变差的话，血液就无法输送到全身，所以热量不足，身体就会变冷

胶原病

免疫系统异常引起的疾病。有时会感觉手脚发冷，有时手脚变成紫色或白色

甲状腺机能低下症

能提高代谢的甲状腺激素分泌不足的疾病。代谢下降，全身发冷，浮肿和体重增加等症状

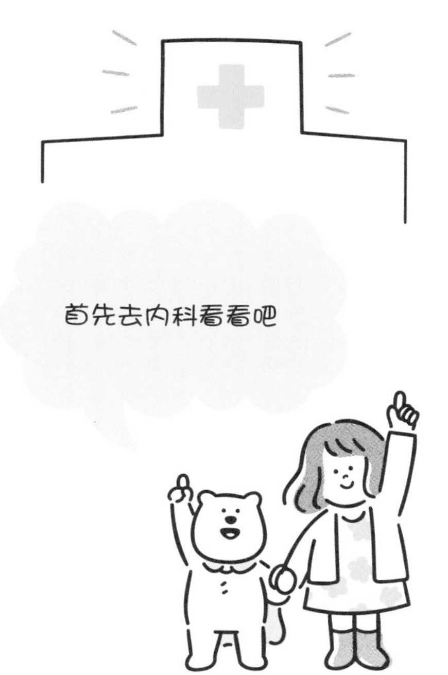

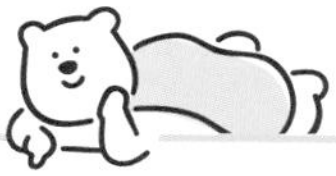

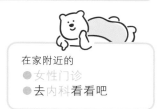

在家附近的

- 女性门诊
- 去内科看看吧

寒冷的背后有可能隐藏着疾病!

冷寒症的原因主要在于体质和生活习惯。饮食、运动、服装、环境等，重新审视自己的日常生活，并且实践本书介绍的驱寒护理方法的话，大部分寒冷都会得到改善。无论怎样都不能消除寒冷或寒冷加重时，也有可能隐藏了一些疾病在身。

冷寒症的人往往会认为身体寒冷是常态，如果存在以下症状，去医院检查一次会比较安心。

- 突然开始感觉寒冷
- 寒冷加重
- 不仅全身寒冷，突然局部寒冷加重
- 身体一侧寒冷
- 太冷感觉有麻木感
- 不仅寒冷，还有疲倦感和浮肿
- 面色青、手指苍白等寒冷导致身体颜色变化
- 寒冷后出现疼痛感

上升 1℃!!

掌握8个要点

● 『全部做起来很麻烦！』『根本记不住！』，这样的人只要掌握8个要点就没问题

● 比起全部完美的完成，不如稍微偷懒，只要坚持做下去就会有暖身效果

记住这些就够了!

祛寒的 8 个要点

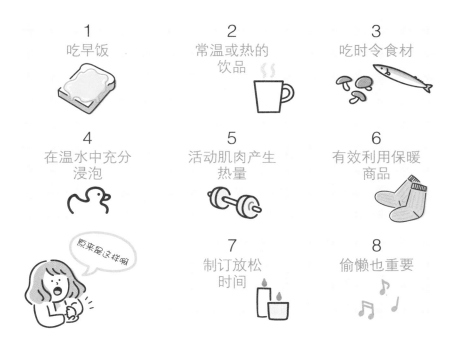

1
吃早饭

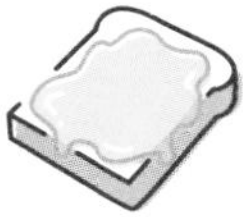

2
常温或热的饮品

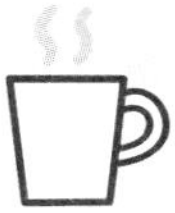

3
吃时令食材

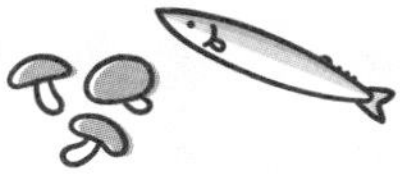

4
在温水中充分浸泡

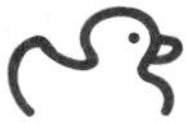

5
活动肌肉产生热量

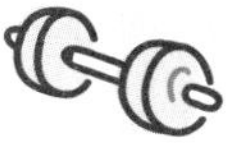

6
有效利用保暖商品

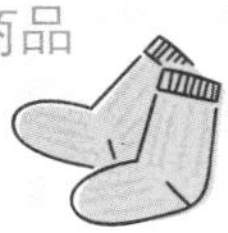

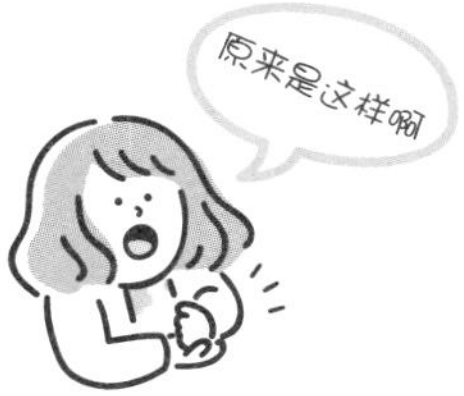

7
制订放松时间

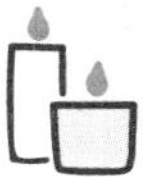

8
偷懒也重要

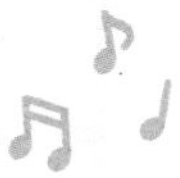

不以完美为目标，愉快地应对寒冷

在139页介绍过，生活习惯是导致寒冷的主要原因。所以，为了改善冷寒症，非常有必要重新审视每一个让自己寒冷的生活习惯。

以上8个要点，1~7项已经在前面进行了说明，最后在这里对第8项“偷懒也重要”进行说明。

因为特别寒冷来咨询的大部分患者，为了驱寒，在饮食、运动、泡澡、保暖商品等各个方面做了很多努力，但是为什么还会倾述自己冷呢?

我认为，有可能是因为太过努力导致的。想解决寒冷而努力是很重要的。但是，总想着“这个也要做！”“那个也要做！”等，反而会产生压力。不要追求完美，在不形成压力的范围内，愉快地应对寒冷吧。

后记

“温暖身体，就会变得精力充沛，变得更美丽”“消除寒冷就能解除各种烦恼，这是为什么”，我相信很多人在读这本书之前，都会有这样的疑惑。

没有寒冷 = 血液没有瘀滞，说明全身的血液循环通畅。就像在本书中介绍的，血流通畅的话，新陈代谢也会顺利进行，吸收身体必需的物质，排出身体不需要的物质。也就是说，血液循环归根结底是排毒的过程。

　　改善血液循环的过程，就是恢复身体原本拥有的力量、年轻、美丽的过程。

　　希望这本书能成为你找回因为寒冷被隐藏的精神＆美丽的良好契机。

带山中央医院理事长・医学博士

渡边贺子

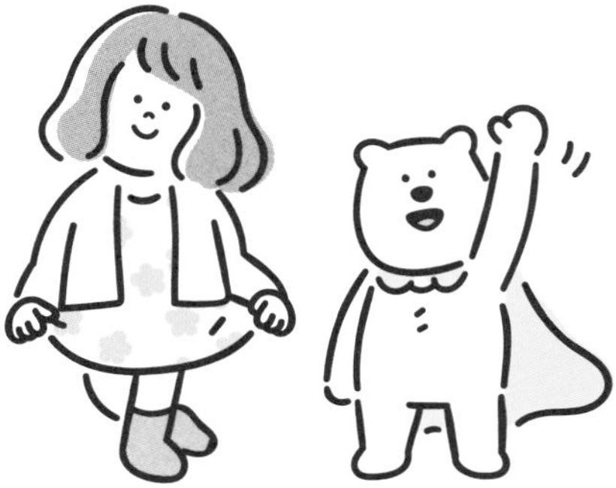

原文书名：オトナ女子のためのホッと冷えとり手帖
原作者名：渡边贺子

著作权合同登记号：图字：01－2021－0192

图书在版编目（CIP）数据

寒性体质呵护指南／（日）渡边贺子著；柴晶美译
．--北京：中国纺织出版社有限公司，2021.4
ISBN 978－7－5180－8289－6

Ⅰ.①寒… Ⅱ.①渡… ②柴… Ⅲ.①保健—指南
Ⅳ.①R161－62

中国版本图书馆 CIP 数据核字（2021）第 016176 号

责任编辑：韩　婧　　　　责任校对：王蕙莹
责任印制：王艳丽

中国纺织出版社有限公司出版发行
地址：北京市朝阳区百子湾东里 A407 号楼　邮政编码：100124
销售电话：010－67004422　传真：010－87155801
中国纺织出版社天猫旗舰店
官方微博 http://weibo.com/2119887771
北京通天印刷有限责任公司印刷　各地新华书店经销
2021 年 4 月第 1 版第 1 次印刷
开本：880×1230　1/32　印张：4.5
字数：100 千字　定价：49.80 元

凡购本书，如有缺页、倒页、脱页，由本社图书营销中心调换